図解

5年後、早死にしたくなければ今すぐ食事を変えなさい!

医学博士／イシハラクリニック院長
石原結實

日本文芸社

はじめに

「医食同源」「薬食同源」という言葉があります。食べ物や食事は、単にお腹を満たすことではなく、ときに「薬になる」ものであり、「病気を癒やす」ものでもあるのです。

西洋医学は素晴らしい発展を遂げていますが、例えば、がんに対しては病気の原因ではなく、腫瘍という結果を手術で摘出したり、放射線で取り除いたり、抗がん剤で壊滅させたりすることにのみ腐心しています。このような処置はあくまで対症療法であり、病気の原因に対処し、根本的に病気を治す、つまりもとの健康な状態にするという意味の治療とは対極にあるものです。これはがんに限らず、高血圧や糖尿病などほかの病気も同じです。

それに対して、漢方医学には「万病一元《まんびょういちげん》、血液の汚れから生ず」という概念があります。これをもとに、2000年も前から日々口にする食べ物を組み合わせて薬を作り、血液の汚れを浄化して病気を治してきたのです。

現代の日本では、医師の数も増え、年間40兆円という莫大な額の医療費を使っているにも関わらず、さまざまな病気と多くの病人で溢れています。これは、現代の日本人が間違った食べ方や食事をしているからです。食べ物は薬になるからこそ、健康でいるためには正しい食事をすることが大切なのです。間違った食べ方を続けていると、健康が損なわれ、早死にしてしまう危険性もあります。年齢によっても、体が必要とする栄養素は異なり、食べ方も変わってきます。

本書では、病気にならず、健康で長生きするための食事法を紹介しています。第2章では最強の24食材を挙げています。気軽に入手できる食材ばかりですので、毎日食べるようにしましょう。

これらの食事を実践されれば、病気にかかりにくく、元気ではつらつとした生活が続けられることでしょう。皆さんが、この本を読んで健康でイキイキと長生きなさることを願っています。

石原結實《ゆうみ》

第1章 早死にする食事と長生きする食事

第2章　栄養満点で医者いらず！毎日食べたい24食材

第3章 食事で病気や不調を改善・予防！ 原因別おすすめ食材

第1章

早死にする食事と長生きする食事

私たちの体を作り、機能を維持しているのは食生活です。老化に勝ち、健康で長生きするためには、悪い食生活を変えることが必要です。病気や老化を予防する食材や食べ方を知り、正しい食事をとりましょう。

食事の変化で病気のタイプも変化！

戦後、日本人の食生活は大きく変化しました。体格のよい欧米人と同じような食事をとることが目標とされ、バターや砂糖、脂肪の多い食べ物が推奨されました。

その結果、**1950年に比べ、2000年には日本人の乳製品の摂取量は約19倍、肉は約9倍、卵は約7倍と激増。逆に米、いもの摂取量はそれぞれ約2分の1、約8分の1と激減**しています。

食の欧米化に伴い、病気のタイプも欧米化してきました。脳出血や胃がん、子宮頸《けい》がんなどの日本型の病気が減少し、**欧米人に多い脳梗塞《こうそく》や大腸がん、乳がん、卵巣がん、前立腺がんなどが増加**しているのです。

そのほか、戦後すぐには数百人しかいなかったといわれる糖尿病は、今や予備軍も含め、2000万人に激増しています。

肉類は腸に長くとどまっていると腐敗が進むため、肉食中心の欧米人は短い胃腸をしています。

一方、野菜や穀物中心の生活を続けてきた日本人は、食物繊維を腸でゆっくり消化する必要があるため、胃腸が長いのです。**腸の長い日本人が許容量以上に肉類を摂取すると便秘になり、腸の中で腐敗が進み、がんやアレルギーなどの病気を引き起こしやすくなります。**

また、乳製品に対応できるラクターゼ（乳糖分解酵素）の活性が高い欧米人と同じように、アミラーゼ（デンプン分解酵素）の活性が高い日本人が乳製品を大量にとると、お腹がゴロゴロしてしまいます。

このように、同じ人類でも民族によって腸の長さや消化酵素の活性度が違うため、それぞれに適した食生活を送ることが大切なのです。

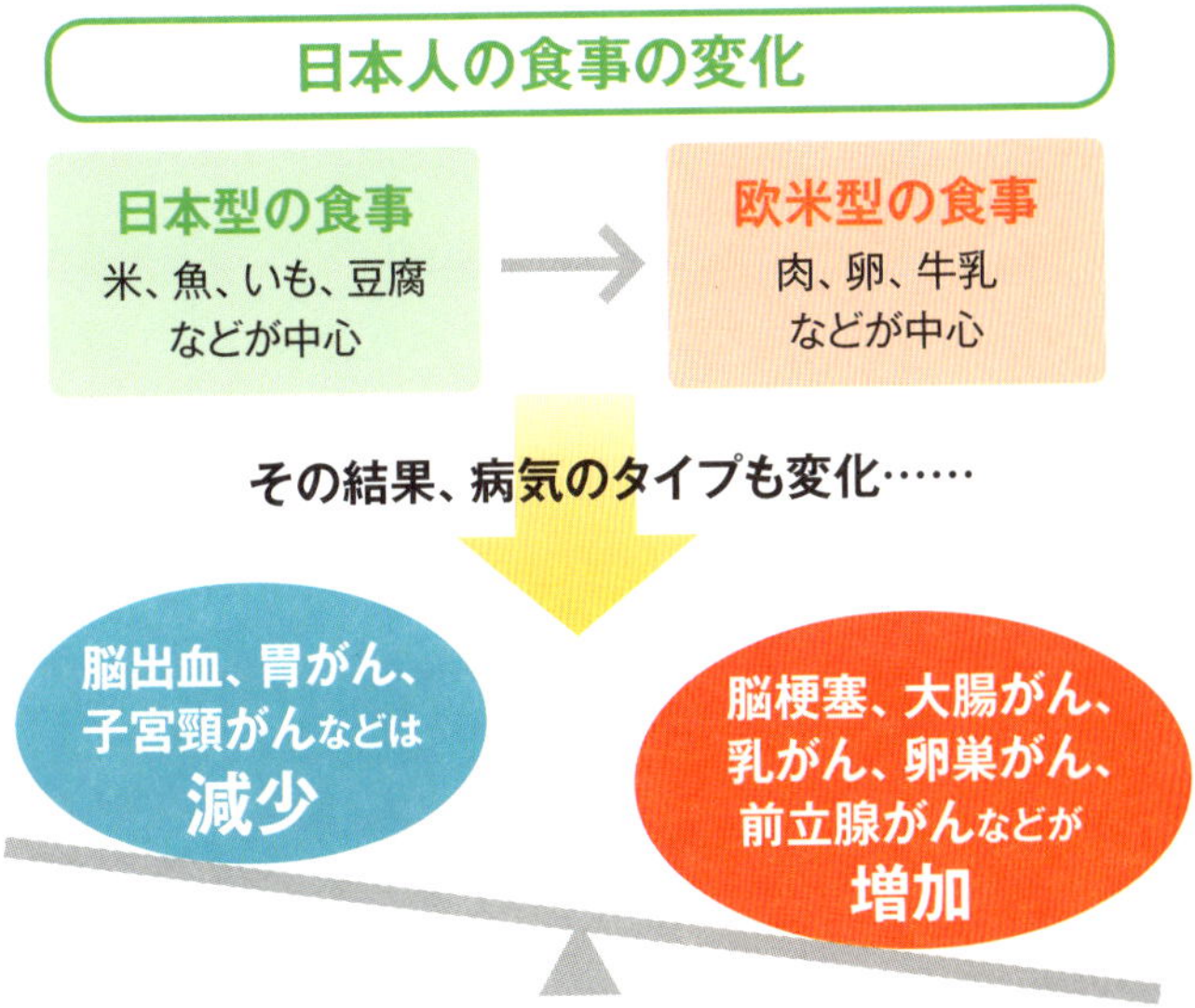
日本人の食事の変化
日本型の食事
米、魚、いも、豆腐
などが中心
欧米型の食事
肉、卵、牛乳
などが中心
その結果、病気のタイプも変化……
脳出血、胃がん、
子宮頸がんなどは
減少
脳梗塞、大腸がん、
乳がん、卵巣がん、
前立腺がんなどが
増加

人間の歯に合うのはずばり〝和食〟

さて、人間の歯は32本ありますが、その内訳は次のようになっています。

- ●20本（62・5％）が臼歯《きゅうし》……穀物用
- ●8本（25％）が門歯《もんし》……野菜・果物用
- ●4本（12・5％）が犬歯《けんし》……肉・魚・卵用

この歯の形に合った食べ方が、人間の体に合った食べ方といえるでしょう。

それを表す結果があります。アメリカでは心筋梗塞や脳梗塞、肥満、がんの激増が社会問題となったため、1975年に全世界の栄養状況と病気の状態が調査されました。

そして、2年後、**世界で最も健康で長寿なのは「1日のエネルギー摂取量の55〜60％を炭水化物で摂取していた人たち」**だということがわかりました。これは、「人間は臼歯＝穀物（炭水化物）用の歯が62・5％」ということとほぼ一致しています。

具体的には、果物、野菜、未精白の穀物（玄米、黒パン）、鶏肉、魚、スキムミルク、植物油をしっかりとり、牛乳、肉、卵、砂糖、塩、脂の多い食物を控えめにする食生活が推奨されました。そのころから、この条件に合うのは和食だということで、アメリカでは和食がもてはやされ、魚や豆腐が食べられるようになりました。

その結果、1975年には人口10万人あたり380人だった心筋梗塞による死亡者が、250人と減少。また、がん死者数が減少しているのはG8の国々ではアメリカのみ、という成果をおさめています。

人間の歯の仕組みを考えても、ご飯に味噌汁、納豆、豆腐、魚、根菜類という日本食こそ、健康食といえるでしょう。

人間の歯に合った食事とは

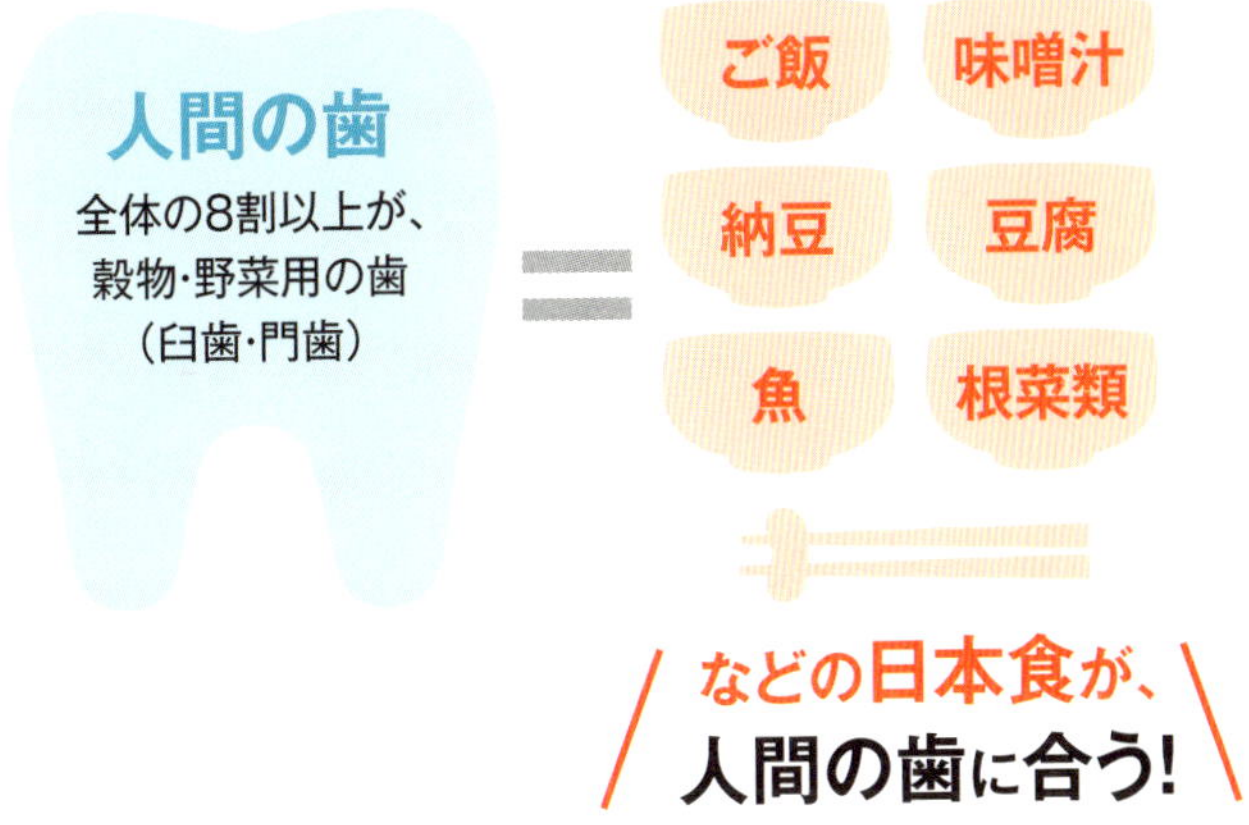
人間の歯
全体の8割以上が、
穀物・野菜用の歯
（臼歯・門歯）
ご飯
味噌汁
納豆
豆腐
魚
根菜類
などの日本食が、
人間の歯に合う！

体に悪い食べ方ワースト3はこれ

漢方医学には、2000年も前から「食が血となり、血が肉となる」という思想があります。

これは、**食べたものが胃腸で消化されて血液に吸収され、血液が細胞や臓器を作っているという意味です。まさに「食は生命なり」ということでしょう。

ところが、食べ方を間違うと、食が生命になるどころか、逆にさまざまな不調や病気を引き起こす原因になってしまいます。

そんな体に悪い食べ方のワースト3は次の通り。

1.「食べすぎ」

食べすぎると、血液中の糖分や脂肪分が増加します。さらに、十分に消化ができず、余分な中間代謝物や老廃物を作りだすことにも。また、**食べすぎは、胃や腸などの消化器官にそれぞれがもつ能力以上の重労働を強いて負担をかけてしまいます**（詳しくはP.18参照）。

2.「食い違い」

先にも述べたように、戦後、食生活が変

化し、日本人の腸や歯に合わない食事が主流となりました。その結果、**便秘を引き起こしやすくなり、腸内に溜まった便が腐敗することで全身に毒素が回り、病気の原因に**なってしまうのです（詳しくはP.8参照）。

3.「水の飲みすぎ」

水分をたっぷりとるのはよいことだと思われがちですが、多すぎると毒になります。**必要以上の水分は、万病の元である冷えやむくみの原因に**。このような状態を漢方医学では「水毒《すいどく》」といいます（詳しくはP.28参照）。

これらは、どれも現代人が知らず知らずのうちにやってしまいがちなことです。

しかし逆にいえば、間違った食べ方をしないように気をつければ、病気知らずの体に近づくというわけです。

一度、自分の食生活を見直してみることが大切です。

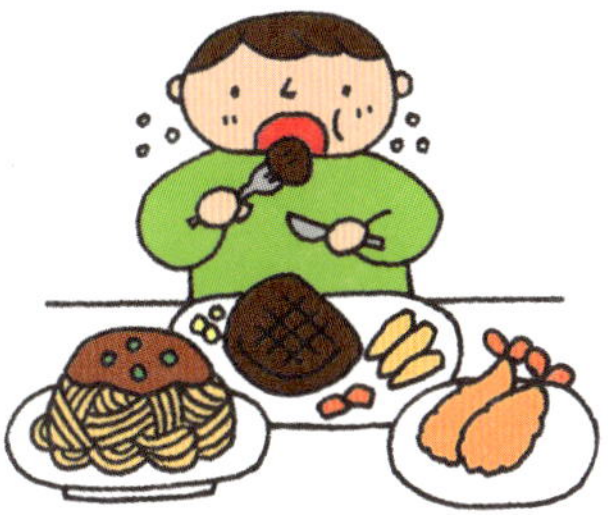

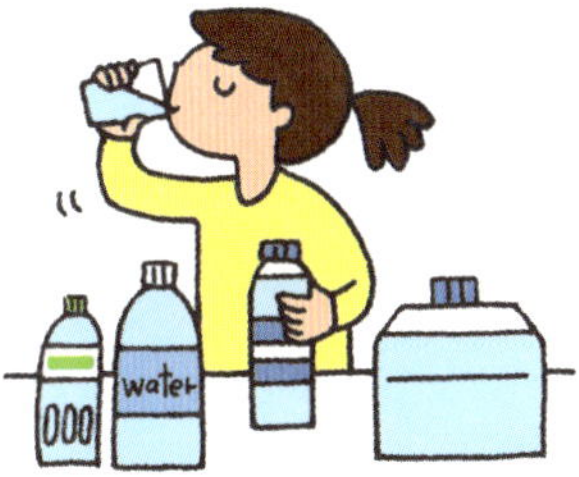

血の汚れが病気を引き起こす！

漢方医学で2000年前からいわれてきたのが、

「万病一元、血液の汚れから生ず」という言葉です。

「血液の汚れ」とは、血液中の老廃物のこと。漢方医学的には、腎臓から尿として排泄される尿酸などはもちろん、脂肪、糖、たんぱく質などの栄養素、赤血球、白血球、血小板などの血球、さまざまなホルモン、アミラーゼなどの酵素の多寡（主に多いこと）も「血液の汚れ」と、とらえられます。

血液中に老廃物や過剰栄養素が多くなると、それを処理しようとするのが白血球です。白血球は外から入る病原菌などをやっつける免疫細胞として知られていますが、第一の働きは血液中の老廃物や有害物質の処理です。

しかし、白血球が処理できないほど大量の老廃物が体内にたまってくると、体は、

①**発疹**《ほっしん》

②**炎症**

③**動脈硬化・出血・脳梗塞**

などの反応を起こして老廃物を処理しようとします。

①〜③の反応は、西洋医学では病気とみなされ、その反応を抑え込む治療を行います。すると**体内で「血液の汚れを浄化する最終装置」としてがん腫が発生**してしまいます。

白血球がよく働くのは、体温が上昇したときや空腹のときです。温かいときによく働くのは、人間が寒いところより温かいところにいたほうが、体がよく動くのと同じですね。

また、**空腹のときには血液中の栄養素が不足するので、白血球も「空腹」**になり、老廃物や病原菌を貪欲にむさぼって処理してくれます。

つまり、**白血球の力＝免疫力をアップするには、「体を温めること」と「空腹」の２点が大事**なのです。

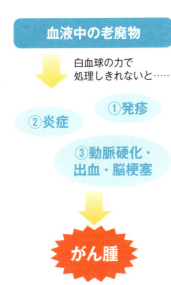

血液を汚す7つの要因

万病を引き起こす血の汚れには、7つの原因があります。食い違いや食べすぎなどの食事に加え、運動不足やストレスなど、現代人が悩まされているものばかりです。

①食い違い

P.8～11で述べたように、人間にも歯に合った食生活がありながら、**現代では肉食に偏りすぎているのです。**一時期、牛の脳がスポンジ状になる狂牛病（BSE）が社会問題になりましたが、草食動物の牛に羊の骨や肉の粉を食べさせた「食い違い」が原因と思われます。

②食べすぎ

食べすぎると食物を消化・分解するための消化液が不足し、食物の消化が不完全になるため、種々の有害物質が生じます。次のページで詳しく紹介しましょう。

③運動不足

体温の40％は筋肉から生産されます。**筋肉運動や労働の不足で体温が低下し、老廃物の燃焼や排泄《はいせつ》が滞ります。**

④ストレス

心身に負担がかかると体はアドレナリンやコルチゾールを分泌します。それにより**血中コレステロールや尿酸などが増加し、血液がドロドロになる**のです。

⑤冷え

体が冷えると血行が悪くなり、細胞の代謝も落ちます。**体温が1度変わるだけで、免疫力は大幅に変わります**。さらに、冷えは高血糖・高脂血症・高尿酸血症などの原因にもなります（詳しくはP.22参照）。

⑥汚染物質

自動車の排気ガス、ばい煙、ダイオキシン、化学調味料、化学薬品などが体内に入ると、血液を汚します。

⑦水分のとりすぎ

漢方医学では**過剰な水分は「水毒」として体を害する**と考えてきました。特に、あまり運動せず汗や尿の出が悪い人は、体を冷やす水分は避けましょう。P.28で詳しく解説します。

これらの原因を改善し、病気知らずの体を手に入れましょう

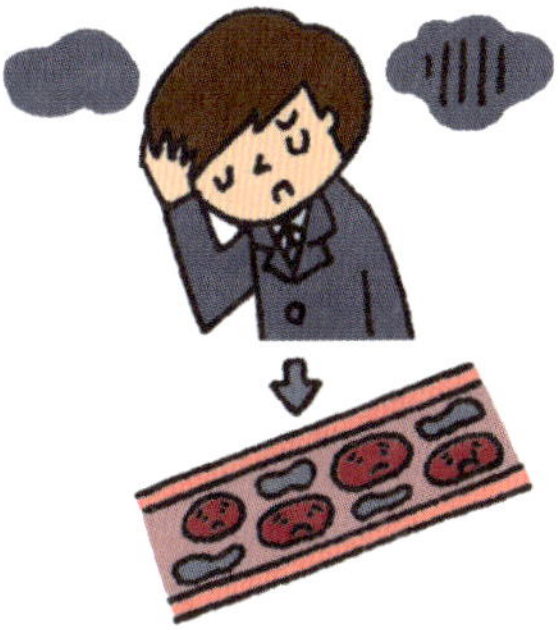

食べすぎが〝早死に〟のもと

昔から「腹八分は医者いらず」というように、食べすぎが体に悪いことは広く知られてきました。**食べすぎると血液中の糖分や脂肪が増加し、糖尿病や高脂血症になる**ことは、西洋医学でも検証されていることです。

いまや日本には、糖尿病患者が予備軍も含め約２０００万人もいます。高脂血症の患者は３２００万人。いかに現代の日本人が食べすぎ傾向にあるかわかるでしょう。

食べすぎは、こういった「高」のつく病気以外にも、消化器に対する負担を高め、便秘、下痢、腹痛、食欲不振、嘔気《はきけ》、胃炎などを引き起こし、肝炎、肝臓がん、すい炎、すい臓がん、大腸炎、大腸がんなどの原因にもなります。

また、**食べすぎると血液中の老廃物が増加するほか、消化のために常に胃腸に血液が集中し、筋肉や骨、臓器などへの血流が減少**します。そのため、そうした臓器に関わる病気も発生しやすくなります。

さらに、**食べすぎは免疫の低下も招きま**

す。免疫をつかさどるのは白血球です。ところが、私たちがお腹いっぱい食べると、食べた物が胃腸で消化・吸収され、血液の中はたんぱくや脂肪、糖、ビタミンなどの栄養素でいっぱいになります。

血液中を泳いでいる白血球も、そうした栄養分を食べて満腹になってしまいます。すると、外から侵入してきた病原菌やアレルゲン、がん細胞などを十分に食べようとしなくなるのです。その結果、免疫力が低下します。

免疫力を高め、種々の病気を予防するためには、1日1回は「空腹の時間」を作り、白血球の働きを高める必要があるのです。

食べすぎが病気を引き起こす

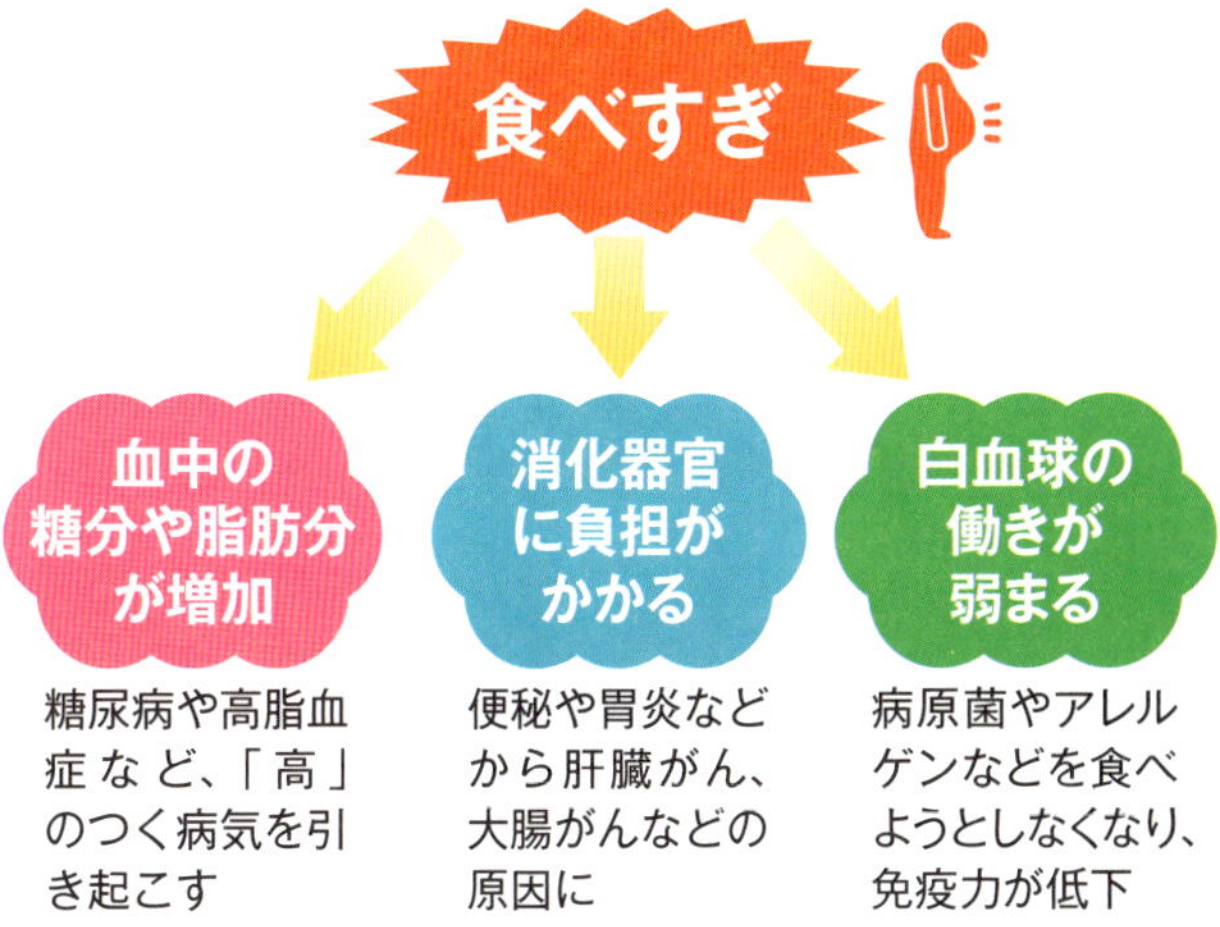
食べすぎ
血中の糖分や脂肪分が増加
糖尿病や高脂血症など、「高」のつく病気を引き起こす
消化器官に負担がかかる
便秘や胃炎などから肝臓がん、大腸がんなどの原因に
白血球の働きが弱まる
病原菌やアレルゲンなどを食べようとしなくなり、免疫力が低下

空腹が免疫力を高める理由

動物は満腹になると、エサを出されても見向きもしません。お腹が空《す》いていなくても食べるのは人間だけ。時間になったからといって、朝、昼、晩、きっちり食事をとり、なかにはおやつを食べる人さえいます。その結果、メタボリックシンドロームなどの生活習慣病が増えました。

そもそも人間の体は空腹に適応できるような構造になっているのです。ですから、食べすぎれば不具合が生じるのは、当然の結果といえるでしょう。

例えば、朝食は英語で「breakfast」といいますが、これは「fast（断食）」を「break（やめる）」という意味です。

つまり、夕食から翌朝までの就寝中は断食状態ということです。そのあとに食べる食事が朝食ということなので、無理に朝食をとる必要はありません。

朝起きたときは口臭がしたり、目ヤニがついていたり、トイレに行けば尿の色が濃かったりするもの。

これは、食事を断《た》って内臓を休ませてい

たからであり、排泄現象が活発になった証拠でもあります。**朝は「排泄の時間帯」**ですから、排泄せずに朝食をとると体内に毒を溜めたままにし、食べることでさらに血液を汚すことになります。

まず、**出すべきものをしっかり出してから、入れるようにすることが大事**。そのための食事や生活習慣をとり入れましょう。

そして、**空腹の時間は排泄を活発にし、血液をきれいにする時間と考えましょう**。

四六時中食べていると、食べ物を十分に消化できないため、さまざまな不消化物や老廃物が腸内に生じ、血液を汚すことになってしまいます。

さらに、空腹になると、免疫力が高まります。先にも述べたように、満腹になると血中が糖分や脂肪で満たされ、白血球もそれを食べるため、ばい菌やがん細胞を食べようとはしません。

反対に、空腹になると白血球も空腹になり、血液の中の老廃物や外から侵入したばい菌、体内に発生したがん細胞などをよく食べるようになるのです。

人間も病気をすると食欲が落ちますが、これは免疫力を高めるため。「ホメオスタシス（生体恒常性）」が働いて、病気を治癒するために体が食欲にストップをかけているのです。

免疫力を下げるのは“冷え”

普通、お医者さんに「体が冷えます」と訴えても、「体質でしょう」ですまされ、特に治療は行われません。

しかし、約2000年前に書かれた漢方医学の原典の1つ『傷寒論《しょうかんろん》』には、まさに「寒さに傷《やぶ》られた病気を論ずる」という意味があります。漢方医学では「万病は冷えからくる」とみなし、その対処法を追究してきました。

私たちの体は、冷えると手足がかじかみ、動きもぎこちなくなります。同じように**体が冷えると血液中の白血球も活動性が鈍り、老廃物や病原菌を処理する力が低下**します。

つまり、**免疫力が落ちる**のです。「万病のもと」といわれる風邪も「冷え」が原因ですし、1日のうちで体温が最も下がる午前3時から5時までは24時間中、最も死亡率が高くなります。

また、**体温が1度低下すると、免疫力だけでなく、代謝も約12%落ちる**といわれています。代謝が低下すると高血糖・高脂血症・肥満になりやすくなります。

人間の体が通常36・5〜37度の体温で一番働くようにできているのは、この体温で代謝に関わる酵素が最も活性化するからです。昔の日本人の平均体温もこの範囲内で、約36・9度といわれていました。

ところが、最近は平熱が35度台という低体温の人が増えています。これでは、免疫力が低下し、代謝も落ちてしまいます。

さらに、日本人の死因第1位は「がん」ですが、**がん細胞は35・0度で最も増殖し、39・6度で死滅する**といわれています。体の「冷え」が、さまざまな不調や病気をまねくのです。

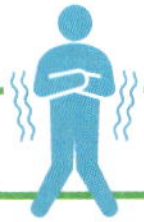

冷えが原因の病気・症状

全身冷えタイプ
風邪、白髪、肺炎、腹痛、リウマチ

冷え・のぼせタイプ
生理不順、子宮筋腫などの婦人病、便秘

体表の血行不良タイプ
肩こり、体のかゆみ、肌荒れ、腰痛

水たまりタイプ
アトピー、下痢、喘息、動悸、頻脈

下半身冷えタイプ
腎臓病、精力減退、糖尿病

気冷えタイプ
倦怠感、食欲不振、自律神経失調症、不眠症

体を冷やす6つの原因とは?

健康で長生きするためには、体を冷やさないことが基本。ここでは、食事をはじめ、体を冷やす6つの原因を考えてみましょう。

①体を冷やす食べ物の食べすぎ

現代の栄養学では、含まれる栄養素の多さで食品の価値が判断されています。一方、漢方医学では食品を、体を温めるもの(陽性食品)と体を冷やすもの(陰性食品)として区別し、病気の治療や健康の目安にしてきました(詳しくはP.34参照)。

その区分を知らなければ、栄養価だけで判断して陰性食品を食べ、さらに体を冷やすことになります。

また、食べすぎると消化のために胃腸に血が集まるため、熱を生む量の多い肝臓や心臓、筋肉に供給される血液が減少します。その結果、体温が低下してしまいます。

②基礎代謝の低下

そもそも、夏は基礎代謝が低下し、体が熱を生み出しにくくなります。

それなのに、今では冷房

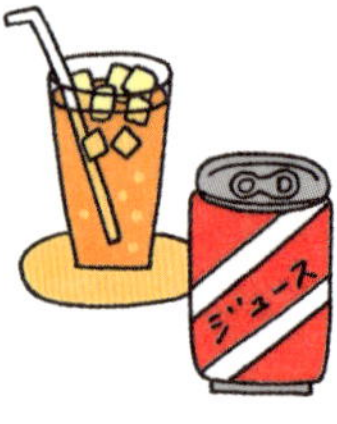

の普及で、どこにいても部屋はひんやりしていますね。そのため、さらに基礎代謝が低下しているのです。

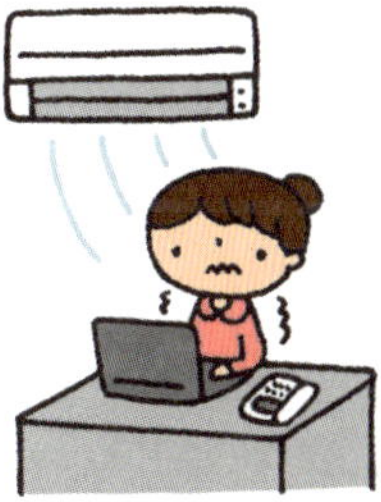

③筋力の低下

歩くことが少なくなった現代人は、慢性的な運動不足。人間の筋肉の７割は下半身に集中しているため、運動不足により筋肉量が少なくなると、熱を生み出す量も少なくなります。

④血行不良

現代はストレス社会ですが、ストレスによって緊張ホルモンの分泌が高まり、血管が収縮。それによって血行が悪くなり、体温が低下します。

⑤シャワーのみの入浴

シャワーだけですませ、湯船に入らない習慣の人も多いことでしょう。ですが、湯船に入ることで全身の血行がよくなり、新陳代謝が促進され体温が上がるのです。シャワーだけの入浴は体を冷やしてしまいます。

⑥薬の飲みすぎ

化学薬品のほとんどは体を冷やすものです。解熱剤はもちろん、鎮痛剤

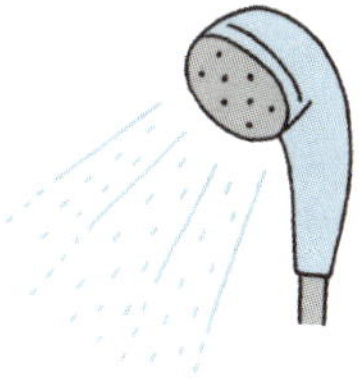

も同じ。これらは一時的には効果があっても、体を冷やすことで次の病気を誘発する可能性があるのです。

このように、現代社会では多くの人が、知らないうちに体を冷やしてしまっているのです。

人間の体は一種の「熱機関」であるといえます。人間の健康、さらには生命にとって、体温はとても重要なものです。

もしも、以下に紹介する冷えのサインが出ていたら、体を冷やす習慣を体を温めるものに改めましょう。

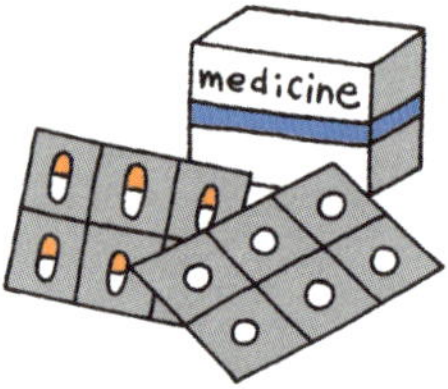

体が冷えているサインはこれ!

- 目の下にクマがある
- 顔が赤い
- 鼻の頭が赤い
- 唇が紫がかっている
- 歯ぐきの色素沈着がある
- 青あざになりやすい
- クモ状血管腫
- 掌《てのひら》が赤い
- 生理不順、不正出血がある
- 痔の出血がある
- 下肢静脈瘤

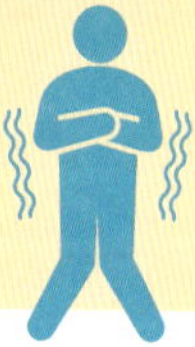

早死にしないための
免疫力低下チェックリスト

ここまで、冷えや食べすぎなど、免疫力低下の原因となる原因をみてきました。免疫力が低下すると、体にさまざまな異変が現れます。病気を未然に防ぐには、早めに異変に気づき、早急に手立てを講じることが大切です。

以下のチェックリストを使って、自分の免疫機能の状態を把握しましょう。

- □ 疲れやすい
- □ 体が重い・だるい
- □ 肌荒れしている・吹き出ものがよく出る
- □ やる気が出ない
- □ のどが腫れやすい
- □ 風邪をひきやすい・治りにくい
- □ お腹を下しやすい・便秘がち
- □ 口内炎やものもらいができやすい
- □ アレルギーになりやすい
- □ 最近急に老けた

ひとつも当てはまらない人は、免疫がしっかり機能しています。免疫力を高める食生活をおくっていれば、健康で長生きできるでしょう。

しかし、ひとつでも当てはまる人は要注意です。免疫力が低下し、このままでは数年後に早死にしてしまうかもしれません。そうならないためにも食生活を変え、体によい食材を食べるようにしましょう。

水分のとりすぎは実は体に悪い

日本人の死因の上位に心筋梗塞と脳梗塞があります。その予防として一部に「血液がサラサラになる」などとして水をたくさん飲むことを推奨する指導がありますが、**漢方医学では水の飲みすぎは「水毒」といって、健康を害すると考えます。**

これは、湿気が多すぎれば不快になるのですから、体内に水分が多いと不調になるのは当たり前です。水分のとりすぎで体調を崩すのは当然といえるでしょう。

血液中の水分が増えても血栓《けっせん》の原因であるコレステロールなどの脂やたんぱく質、赤血球、血小板などは尿に流れていきません。もし尿として出るとしたら、それは血尿やたんぱく尿という「異常」です。

いくら水を飲んだところで、血管内の余剰物や老廃物を流してくれることはないのです。それどころか、**余分な水分は血管の外に排出され、むくみの原因に**なります。**「水毒」になると体が冷え、水分を外に出そうとして、くしゃみや鼻水が出たり、トイレが近くなったりします。**激しい偏頭痛のときに吐き気がするのも、水分を捨てて体温を上げようとしている現象といえます。アレルギー性鼻炎による涙や鼻水、アトピーによる湿疹などは、実は体が余計な水分を排出しようとする反応なのです。

雨や気温が低い日は神経痛がひどくなる（水、冷→痛）など、「冷」「水」「痛」の事象はお互いに関連しています。

また、**血液中に水分が多くなると、むしろ血液の粘性を保つため、コレステロールが上昇**してきます。よって、高コレステロール値の人が水を飲むのは、さらに血液内のコレステロールを高めることになり、逆効果といえます。

石原式「冷」「水」「痛」の三角関係図

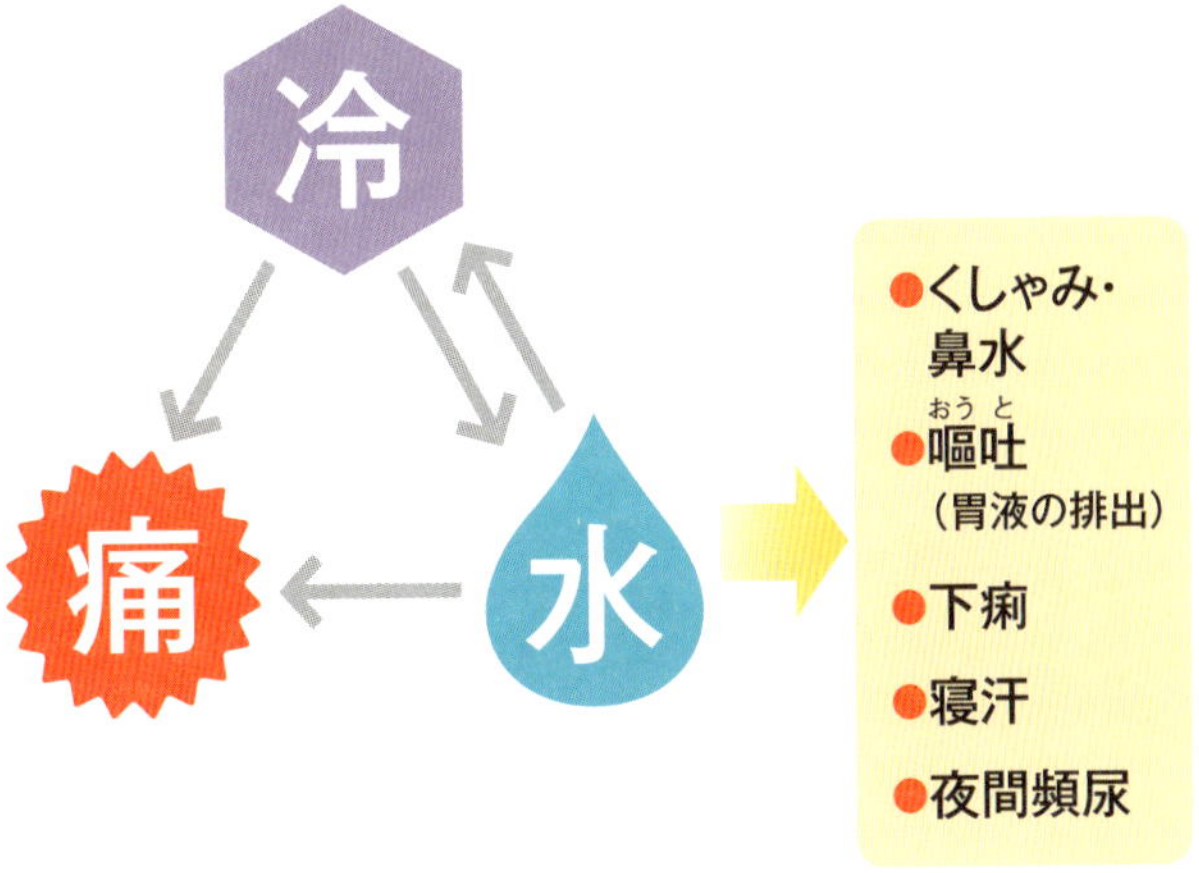

体質的な違いによるかかりやすい病気

西洋医学にはなく、漢方医学で区別しているものに、「体質」があります。簡単にいうと、体が冷たい人を「陰性体質」、体が温かい人を「陽性体質」、そのどちらでもない人を「間性体質」といいます。

昔から漢方医学では森羅万象を「陰」と「陽」に分ける「陰陽論」という理論がありましたが、人間の体質にもこれが当てはまるという考え方です。

陰性体質の人は、次のような特徴があり、頭痛や肩こり、貧血、アレルギー、リウマチ、むくみなどの症状が出やすい傾向にあります。

・血圧が低め
・冷え性
・顔色が青白い
・体型はやせ形か水太り

反対に**陽性体質の人には次のような特徴があり、脳梗塞や心筋梗塞、がんなどの病気にかかりやすい傾向**にあります。

・血圧が高め
・暑がり

・顔色が赤黒い
・かた太り

陰性体質は女性に多く、陽性体質は男性に多いとされています。また、このどちらともいえない間性体質の人は、陰性と陽性のどちらにも偏りがなく、バランスのとれた状態、つまり健康体といえるでしょう。

陰性体質の人は、体熱やエネルギーが不足ぎみなので体を温める陽性の食べ物を、陽性体質の人は熱や栄養が過剰なので体を冷やす陰性の食べ物を中心に食べるとよいでしょう。

逆に、陰性体質の人が体を冷やす食べ物を、陽性体質の人が体を温める食べ物をとりすぎると、健康を害することになります。

これらの体質は一度決まったら一生そのままというものではなく、**年齢、季節、運動量や環境によっても変わってくる**ものです。今自分がどちらの体質かを知り、**間性体質に近づくように運動や食事をコントロールしていく**ことが大切です。

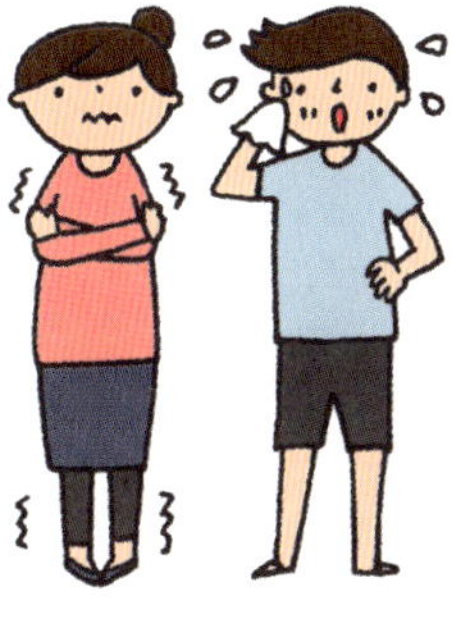

あなたの体質がわかる かんたん陰・陽チェック

ここで、あなたの体質が陰性、間性、陽性のうち、どの体質なのかを確認してみましょう。

左ページの19項目について、それぞれ「陰性」「間性」「陽性」に当てはまるものにチェックを入れてください。チェックの合計数が多いものが、現在のあなたの体質の傾向です。

陰性または陽性のどちらかに偏っている場合は、注意が必要です。

次のページでふれますが、**現代人に増えているのが陰性体質**です。もし、自分の結果が**陰性に偏り気味だったときは、陽性や間性の食品を多くとるようにし、体を温める食生活を心がけましょう**。

また、陽性体質の場合は、反対に陰性の食品を食べることで、陰・陽のバランスをとることができます。

食品の陰性・間性・陽性の性質については、次のページで紹介しますので、参考にしてください。

陰性・陽性体質チェック

下の19項目で、当てはまるものをチェックしてください。それぞれのチェック数の合計で、体質の傾向を診断します。

	陰性	間性	陽性
1 身長	□ 高め	□ 中程度	□ 中程度～低め
2 肉づき	□ やわらかい	□ どちらともいえない	□ かた太り
3 姿勢	□ 猫背	□ どちらともいえない	□ 背すじが伸びている
4 顔の形	□ 面長	□ どちらともいえない	□ 丸顔
5 髪の毛	□ 多い	□ 年齢相応	□ 薄い
6 首	□ 細くて長い	□ どちらともいえない	□ 太くて短い
7 目	□ 大きくて二重まぶた	□ 二重だが細い一重で大きい	□ 細くて一重まぶた
8 肌の色	□ 色白～青白い	□ どちらともいえない	□ 赤～褐色
9 声	□ 小さい、かすれる	□ どちらともいえない	□ 太くて張りがある
10 話し方	□ ゆっくりで穏やか	□ どちらともいえない	□ 早口
11 行動	□ ゆっくりで弱々しい	□ どちらともいえない	□ 速くて突発的
12 性格	□ 消極的、悲観的、暗い、根気強い	□ どちらともいえない	□ 積極的、楽天的、明るい、自信満々
13 体温	□ 低め	□ 36.5度前後	□ 高め
14 脈拍	□ 弱い	□ 中程度	□ 強い
15 血圧	□ 低め	□ 正常範囲内	□ 高め
16 食欲	□ あまりない	□ ふつう	□ 大いにある
17 便	□ やわらかい、細い	□ ふつう	□ かたい、太い
18 尿	□ 薄くて透明に近い	□ 黄色	□ 濃い
19 尿の回数／日	□ 8回以上か、4回以下	□ 7回前後	□ 5～6回
合計			

現代人は陽性食品と間性食品がおすすめ

食品にも陰・陽の性質があります。陰性食品には「寒色」「南方産」「水っぽくやわらかい」「酢っぱい」「植物性、特に葉もの」という特徴があります。**陽性食品は「暖色」「北方産」「水分が少なくてかたい」「塩辛い」「動物性、植物性なら根菜」などの特徴が**あります。

具体的には陰性食品には生野菜や牛乳、白パン、コーヒー、ビールなど。**陽性食品とは赤身の魚や肉、根菜、黒ごまなど**です。

前述のように、現代の日本人は平均体温が35度台と、陰性体質の人が多くなっています。よって、陽性食品を積極的にとり、体を温める必要があります。

例えば、うどんよりそばが、白砂糖より黒砂糖が、緑茶より紅茶が、白ワインより赤ワインが、クリームたっぷりの洋菓子より、あずきでできた和菓子のほうが体を温めてくれます。

また、色が黄から薄茶の「間性食品」はいくらとってもよいとされています。具体的には人類が長い間主食としてきた、いも類、玄米、大豆、とうもろこし、プルーンなどです。

現代の日本人は、陽性食品と間性食品を食べることで体が陽性に近づき、陰陽のバランスがとれてくるのです。

といっても、どうしても陰性食品をとりたいときがあると思います。その場合は牛乳に熱を加えたチーズにしたり、白米に熱と塩を加えたチャーハンにしたりすればOK。

陰性食品も加熱したり塩を加えたり、乾燥や発酵させたりすることで、陽性食品に転化していくことができるのです。

食材の陰性・陽性早見表

体を温める間～陽性食品		体を冷やす陰性食品
寒い北方産／リンゴ・サクランボ・ブドウ・そば	産地	**暖かい南方産**／バナナ・パイナップル・ミカン・レモン・メロン・スイカ・カレー粉
赤・黒・オレンジ＝暖色系／チーズ・根菜類・小豆・黒豆・卵黄・イチジク・ひじき・昆布	色	**白・緑・紫・藍色＝寒色系**／小麦・枝豆・卵白・レタス・セロリ・もやし
水分が少なくかたい／黒パン／佃煮・漬け物	かたさ	**水分が多くやわらかい**／白パン・バター・豆腐・きのこ類
塩辛い／みそ・しょうゆ・塩・とうがらし	調味料	**酸っぱい**／酢・マヨネーズ
動物性食品と根菜類／肉類・魚介類・にんじん・しょうが・ごぼう・れんこん・玉ねぎ・にんにく	動植物	**葉もの野菜・夏野菜**／きゅうり・トマト・なす・ゴーヤ・ピーマン・もやし・水菜・レタス
ホットココア・紅茶・焼酎（お湯割り）・日本酒（熱燗）・赤ワイン	飲料	コーヒー・緑茶・水・清涼飲料水・牛乳・ビール・白ワイン

炭水化物ダイエットは体に毒!?

「炭水化物ダイエット」「糖質制限食」「低インスリンダイエット」など、糖質制限をすることで、やせる、健康になるとうたったダイエット法が流行しています。

たしかに、肥満や糖尿病に悩む人が糖質制限食を実行し、体重が減少し、血糖値が下がったという症例は見られます。しかし、短期間ならまだしも、長期間にわたり糖質制限食を続けるのはほんとうに健康によいのか？　という疑問がわいてきます。

先にも述べたように、人間の歯は32本のうち20本（62・5％）が穀物を食べるための臼歯であることを考えれば、**人間は穀物を主食とする動物である**ことがわかります。

人間が肉や乳製品ばかりを食べることは、牛や馬、ゾウ、キリンなどの草食動物に肉食をさせるのと同じで、理にかなっていません。

よって、炭水化物ダイエットや**糖質制限食は、人間の歯の形に合わない食事法であり、まさに「食い違い」**といえるのです。

また、人間の体を作る60兆個の**細胞に**

とって、**最も大切なエネルギー源は糖分**です。糖分などの食べすぎによって肥満になり、高血圧や脂肪肝、糖尿病で悩んでいる人が糖質制限食を行って減量に成功し、その結果病気がよくなるのは当然のこと。原因となっている肥満そのものを改善しているのですから。

つまり、これらの病気の原因は糖分ではなく、糖分をはじめ、脂肪やたんぱく質などのとりすぎなのです。

もちろん、肥満やそれが惹起するさまざまな病気に悩んでいる人が糖質制限食を行って減量することで、病気を改善する一時的なショック療法としてなら問題ないかもしれません。しかし、**糖質制限食を長く続けると、全死亡率や脳卒中、心筋梗塞の危険性などが高まる**と警告する学者も少なくありません。

また、低たんぱく発作や低脂肪発作は存在しないのに、「低血糖発作」は存在します。糖が足りない状態になる低血糖発作は、空腹感や疲労感、ふるえ、動悸、失神などを引き起こします。

米国のハーバード大学による「糖質を減らし、たんぱく質や脂肪を多くとる〝糖質制限食〟を20年間続行すると、糖尿病の発生率が高まる」との発表もあります。

糖質制限は、むしろ寿命を縮めるのです。

「塩分は健康に悪い」は間違い

塩分は、とりすぎると高血圧や脳出血、胃がんなどの要因になるとされ、悪者扱いされています。健康のために「減塩」を心がけている、という人も多いのではないでしょうか。

しかし、そもそも人間の体の細胞は、血液という塩水につかっているような状態です。**塩分が不足すれば、食欲不振、消化不良、疲労などの不調を引き起こすこともあり**、塩分は体になくてはならない栄養素といえます。

日本で塩分が敵視されるようになったのは、1950年代に行われた調査で、「東北地方の人々の塩分摂取量はほかの地域の人に比べて2倍も多く、そのため高血圧の発症率も2倍である」と報告されたことが背景にあります。

そこで「塩分は健康に悪い」という図式ができあがり、1960年ごろから東北地方から全国に向けて、減塩運動が展開されたのです。

一方、アメリカで約20万人を対象にして

行われた国民栄養調査では、塩分を控えている人ほど死亡率が高いことが確認されており、**長寿で知られるコーカサス地方では、長寿者たちは相当な量の塩分を摂取している**という事実もあります。

このことからも、「塩分＝悪者」という図式は間違いだということがわかります。

実は、**塩分には体を温める作用があります**。東北地方の人たちが塩辛いものを食べるのは、塩分で体を温めることによって免疫力を高め、肺炎などの病気を予防していたからなのです。

減塩をしすぎると、健康になるどころか、冷えを引き起こし、免疫力の低下につながる危険もあります。

もちろん、とりすぎはよくありませんが、塩は神経伝達や筋肉の収縮、体温上昇などに不可欠なものです。たとえ多めにとっても汗や尿によって濃度を調節すれば体に悪いことはないといえるでしょう。

特に、**おすすめなのはミネラルを豊富に含む自然塩**です。自然塩は約100種類のミネラルすべてを補ってくれる、貴重な栄養食品であり、「生命のエッセンス」ともいえるものです。ナトリウムと塩素から作られた「食塩」は、血圧の上昇や胃がんの原因になるのでおすすめはできません。料理などには自然塩を使用しましょう。

「体が欲するもの」を食べればよい

漢方医学では、陽性体質の人が陽性食品を食べ、陰性体質の人が陰性食品を食べると、それぞれ不健康になり病気にかかりやすくなる、とお伝えしました。

とはいえ、1日の労働量やライフスタイルによって、体質は時々刻々と変わっていくもの。陽性体質の人でも1日中デスクワークをしていれば体が陰性体質に近づきますから、日本酒の熱燗《あつかん》や明太子などの陽性食品が欲しくなります。

陰性体質の人でも、十分な運動やサウナに入ったあとは酢の物やビール、サラダが欲しくなります。そのような場合は、体が欲するものを食べてかまわないのです。

そのときに必要な食べ物は、体が自然と欲するものであり、おいしく感じるもの。本来、人間は動物であるので、本能が体の状態をすべて知っているのです。

例えば、オリンピックのメダリストである体操の内村航平選手は、野菜嫌いでチョコレート好き。米国の大リーグで活躍しているイチロー選手も野菜嫌いで肉や寿司が大好物です。内村選手もイチロー選手も、スポーツで鍛えることで筋肉の発達した体をしていますが、もとは色白で細身の陰性体質です。もとは陰性体質だからこそ、陰性食品の野菜が嫌い、と考えられます。

偏食は大いに結構。食べ物の「種類」は好き嫌いで食べてよいのです。漢方薬の処方でも、診察で体質が見極められず、処方薬がわからないときは患者さんが「うまい」という薬が効くということもあります。

ただし、「量」については本能に従うと、大食いになり、生活習慣病の原因になります。**量はやはり「腹八分目」を心がける**ことが現代人の心得です。

そして、**年齢に合ったものを食べる**ことも大切です。例えば、体が発達する成長期には、背が伸び体格をよくするために必要なカルシウム、鉄、マグネシウムをはじめとするミネラルを多く含む魚介類を。

活発に活動する20~40歳のころは肉類を食べ、**40~60歳には肉を減らして野菜を中心にし、体から失われていくものを補うため、根菜類やカルシウムなどのミネラルをとります**。

60~80歳の人は玄米や煮た野菜、いも類、豆類などをとるようにし、80歳以降の高齢者はものをよく噛んで、赤ちゃんと同じようにやわらかいものを食べるようにします。

野菜のファイトケミカルで老化防止！

野菜が体にいいのは、ビタミンやミネラルによるものと一般的には考えられています。確かにビタミンやミネラルは人間の体にとって必須の栄養素です。

しかし、もうひとつ忘れてはならないのは、「**ファイトケミカル（phyto chemical）**」です。これは、「植物の（phyto）化学物質（chemical）」という意味で、「**植物が生産する非栄養成分**」のことです。ファイトケミカルは3000種以上もあるといわれています。

常に同じ場所にとどまっている植物は、害虫や有害物質などにさらされても逃げることができないので、体内に侵入してきた有毒物をみずから解毒・除去する力をもっています。その主役を演じるのがファイトケミカルです。

具体的には、**フラボノイド、アントシアニン、カテキンなどのポリフェノール**。**カロテンなどのカロテノイド**。また、最近よく話題にされる**イソフラボン**なども含まれます。

これらのファイトケミカルは人体に入っても、**抗酸化作用を発揮し、有毒物を解毒したり、白血球の働きを促進して免疫力を上げたりしてくれます。**抗酸化作用とは活性酵素除去のこと。活性酵素は体を酸化させ、体にサビを作るといわれ、老化の原因とされています。つまり、ファイトケミカルで酸化を防げば、アンチエイジングにもなるのです。

野菜を積極的に食べることで、免疫力を上げて有毒物を解毒してくれるファイトケミカルをどんどん体の中に入れましょう。野菜は単なる食べ物ではなく、薬効のある〝薬草〟なのです。

ファイトケミカルの力

ファイトケミカル（phyto chemical）

ポリフェノール
・フラボノイド
・アントシアニン
・カテキン　など

カロテノイド
・カロテン　など

イソフラボン

など3000種以上

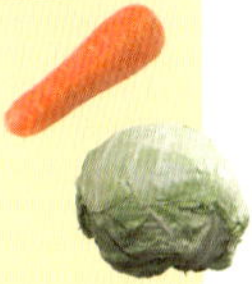

アンチエイジング　**免疫力アップ**

抗酸化作用が有毒物を解毒したり、白血球の働きを促進して免疫力を上げたりする

食物繊維と発酵食品で腸内環境を整える

腸の中には約３００種類もの細菌がすんでおり、そのなかには**ビフィズス菌や乳酸菌などの人体に有益な善玉菌**と、ウエルシュ菌やブドウ球菌、大腸菌などの体に害をおよぼす悪玉菌があります。

腸内の善玉菌を活性化することは、さまざまな健康効果をもたらします。逆に悪玉菌が増えると、便秘や下痢、肌荒れ、ひいては大腸がんのような病気を引き起こすこともあります。

腸内で善玉菌を増やすのに効果的なのが、発酵食品です。**ヨーグルトや納豆、ぬか漬け、みそ、チーズなど**があり、これらを毎日とることで、腸内環境を整えることができます。

また、**善玉菌のエサになるような、食物繊維をとることも必要**です。食物繊維には水に溶けない不溶性食物繊維と水に溶ける水溶性食物繊維があります。不溶性食物繊維は水分を吸収して膨らみ、腸壁についた老廃物や発がん物質などの毒をとり込んでくれます。そのうえで腸のぜん動運動を促進し、排泄を促します。**ごぼう、玄米、切り干し大根、大豆、おからなど**に含まれます。

水溶性食物繊維はコレステロールや発がん物質などが腸から吸収されるのを防ぎます。ミカンやリンゴ、こんにゃく、ワカメ、ほうれん草などに含まれます。

食物繊維は腸の毒となるものを吸着してすべて便とともに排泄してくれるだけでなく、腸を刺激してぜん動運動を促し、便秘を防いでくれます。

発酵食品と、善玉菌のエサとなる食物繊維をたっぷりとり、腸内環境を整えて健康な体を作っていきましょう。

腸内環境を整える食べ物

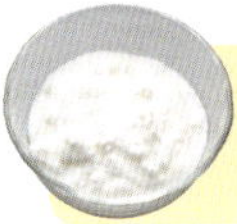

発酵食品

ヨーグルト、納豆、ぬか漬け、みそ、チーズなど

＋

食物繊維を含む食材

不溶性	水溶性
ごぼう、玄米、切り干し大根、大豆、おからなど	ミカンやリンゴ、こんにゃく、ワカメ、ほうれん草など

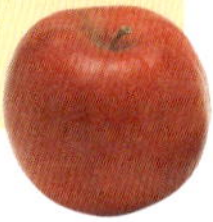

根菜類で下半身を強化する！

漢方医学には「相似《そうじ》の理論」という考え方があります。簡単にいうと、**「形の似ているものには同じような働きがある」**ということです。例えば、脳の働きをよくするにはクルミを、腎臓の働きをよくするにはそら豆や小豆を食べるのがよいという考え方です。

人間のへそから下の下半身は植物の根に相似しているとされています。「老化は脚（足）から」といわれるように、年を重ねると足腰の筋肉や下腹部の腹筋が衰えてきます。すると、腰痛や膝痛などのほか、下腹部に存在する腎臓や副腎、膀胱《ぼうこう》、生殖器の機能低下も引き起こしてしまいます。これを漢方医学では「腎虚《じんきょ》」といいます。

下半身を強くするなら、相似の関係にある植物の根、つまり根菜を食べるのが効果的です。ごぼう、れんこん、だいこん、にんじん、山芋など土の中で育つ野菜を積極的にとり入れましょう。

ごぼうに含まれるイヌリンという成分には腎臓の機能を高めて、利尿をよくする作用があります。また、アルギニンという成分は、男性には性ホルモンの分泌を促して滋養強壮効果を発揮し、女性には卵巣や子宮の働きをよくする効果もあり、まさに腎虚に作用する食材です。

れんこんは、漢方医学で考えると体を温める陽性の食品。鼻血や下血、産後の出血などさまざまな出血を防ぐ作用もあります。根菜は、けんちん汁や豚汁などにして食べれば、数種類を一度にとれるうえ、体も温まります。

そのほか、**日常的に歩いたり、スクワットをするなど適度な運動もプラス**して、下半身を強化しましょう。

下半身強化には根菜類を食べる

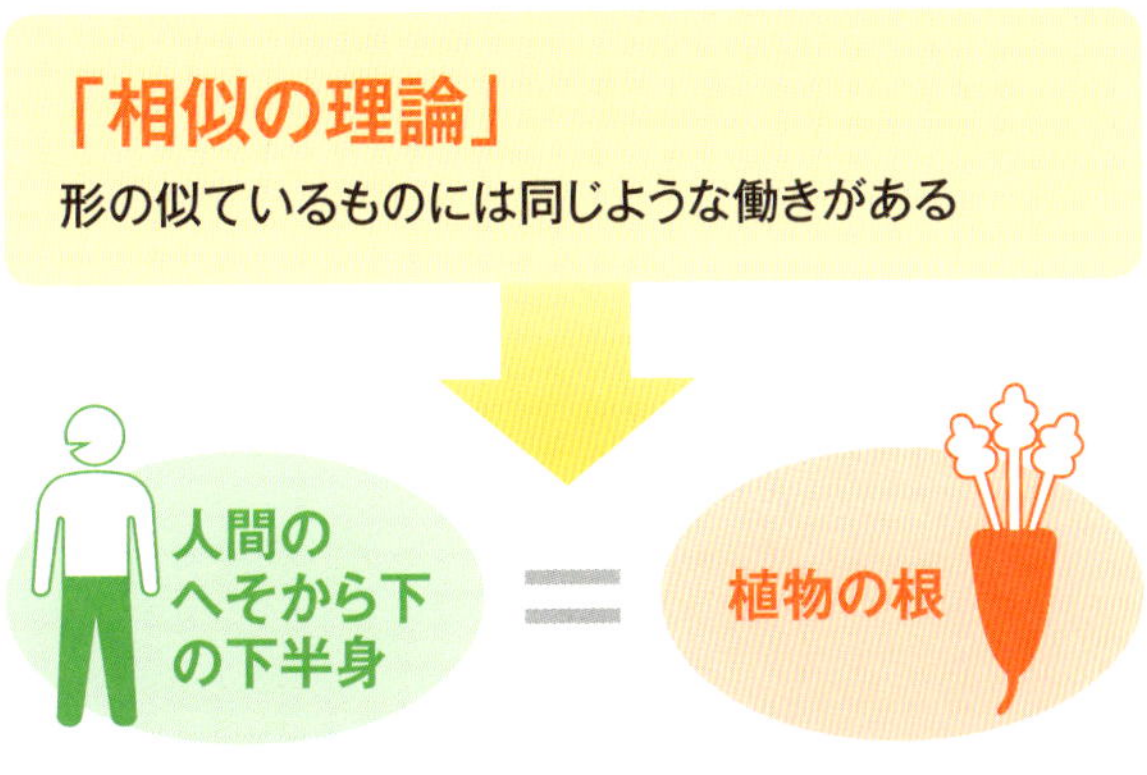
「相似の理論」
形の似ているものには同じような働きがある
人間のへそから下の下半身
植物の根

下半身を強くするには根菜類を食べる

“生命の糧”魚介類は強い味方

歳をとると血管も老化します。加えて、食べすぎや食い違いなど体に悪い食べ方を続けていた場合、血液がドロドロになり血流が悪くなっている可能性も。

先に、病気の始まりは「血の汚れ」からだと述べました。「血の汚れ」を作る原因のひとつが血流の悪さ。病気をしない体になるには血管を若々しく保ち、血流をよくすることが不可欠です。

そのために効果的なのが、魚介類や海藻です。以前に、隣接する漁村と農村に住む人々の健康調査を行い、さまざまな指標で老化度を測ったところ、漁村の人たちのほうが老化が遅く、長い間若さを保っているという結果が出ました。その最大の理由として、**漁村の人たちは魚介類や海藻類を多く食べている**ことが挙げられます。

魚に含まれるＥＰＡ（エイコサペンタエン酸）やＤＨＡ（ドコサヘキサエン酸）などの不飽和脂肪酸には、血小板の凝集を抑制して血流をよくする、血管を拡張して血栓症を防ぐ、降圧などの働きがあります。

また、イカ、エビ、カニ、タコ、貝類などに多く含まれるタウリンという成分には、血圧を下げる、血中コレステロールを下げるなどの作用があり、**血液サラサラに絶大な効果**があります。海藻類には、ビタミン、ミネラルのほか、タウリン、**免疫力をアップするフコイダン**なども含まれています。

さらに海藻類に豊富に含まれるヨウ素には、新陳代謝を促し、**若さを保つ甲状腺ホルモンを合成する働き**もあります。

生命が誕生した海に育つ魚介類や海藻類。これらが血管の健康や体の若々しさを保ち、人間の生命の糧《かて》となっているといっても過言ではありません。

血管を若々しく保つ栄養素

EPA（エイコサペンタエン酸） **DHA（ドコサヘキサエン酸）**

血流をよくする、血栓症（脳梗塞、心筋梗塞）を防ぐ、血圧を下げるなどの働きがある

タウリン

血圧を下げる、血中コレステロールを下げるなど血液サラサラ効果が

フコイダン

免疫力をアップする

ヨウ素

新陳代謝を促し、若さを保つ甲状腺ホルモンを合成

食べ合わせを知って上手に栄養を摂取

食材には、さまざまな栄養素が含まれており、ビタミンCの多いもの、カルシウムの多いものなど、それぞれ特徴のある栄養素をもっています。

そして、栄養素は単独ではなく、お互いに関係し合うことで働き、また、その作用を持続させているのです。

そのため、**健康な食生活には、栄養素をバランスよくとることが大切**です。しかし、難しく考える必要はありません。ひとつの食材を食べるのではなく、複数を組み合わせて食べることで、自然と栄養バランスが整います。

ただし、やみくもに食材を組み合わせればいいというものでもありません。**栄養素の効果を最大限に生かし、通常の2倍も3倍も効果を発揮する組み合わせ**があります。それが「**食べ合わせ**」です。

例えば、カルシウムとビタミンDの組み合わせです。**カルシウムは吸収率が低く、ビタミンDと一緒にとることでより吸収がアップ**。食べ合わせとしては、カルシウムを含むちりめんじゃこと、ビタミンDの含有量の多いしいたけがよいでしょう。

また、糖質を体内で燃焼させる際には、ビタミンB1が必要となります。**炭水化物の量に合わせて、ビタミンB1をとることで燃焼が促される**のです。ご飯を多く食べる人は、ビタミンB1を多く含む大豆やえのきたけを一緒にとります。

このように、食べ合わせを知って食事をすることで、栄養素の効果を効率よく得られるのです。

第2章で紹介している食材には、それぞれおすすめの食べ合わせをつけていますので、食事の際の参考にしてください。

おすすめの食べ合わせ

免疫力アップ

タコ（たんぱく質）＋**トマト**（ビタミンC、リコピン）

細胞を強化するたんぱく質に、抗酸化作用のあるビタミンC、リコピンを組み合わせて。

高血圧予防

サケ（たんぱく質）＋**もやし**（カリウム）

血管を丈夫にするたんぱく質と、血圧を下げるカリウムを一緒に。

疲労回復

豚肉（ビタミンB1）＋**玉ねぎ**（硫化アリル、ビタミンB1）

ビタミンB1とその吸収を高める硫化アリルで体力回復。

代謝をアップすれば太りにくい体に

歳をとると、以前と同じ食生活をして、同じように体を動かしているのにもかかわらず、太ってしまうものです。

それは、「基礎代謝」が低下しているからです。食事で摂取したカロリーは、「基礎代謝」「生活活動代謝」「食事誘発性熱代謝」によって消費されます。

基礎代謝は安静時代謝とも呼ばれ、血液の循環や呼吸など、生きていくために最低限必要となるエネルギー量のことです。性別や体型、年齢、毎日の労働や運動量によって異なり、筋肉量の多い人ほど代謝量が多くなります。男性より女性のほうが基礎代謝が低く、男性も加齢とともに筋肉量が少なくなることで低下します。

つまり、**基礎代謝が高い人ほど、同じ食生活をしていてもやせやすく、太りにくい**のです。

基礎代謝は成人男性で約1500キロカロリーほど。17歳ころから落ち始め、35歳を過ぎると大きく低下し、その後は下がり続け、それに伴い体温も低下します。

体温が1度上がると代謝は約12%もアップするため、基礎代謝を上げるには熱を生み出す筋肉をつけるのが一番。筋肉に次いで熱の産出量の多い脳を使うこともよいでしょう。

漢方医学では、「気」が筋肉や脳など人体の臓器の働きをコントロールしていると考えられています。その「気」の働きを強めることで、体内に熱がみなぎり、代謝がアップするとされています。

気の流れをよくするのが、「体を温める赤・黒・オレンジの食材」、つまり陽性食品です。

特に**しょうが、コショウ、とうがらし、そしてにんにくや玉ねぎなどユリ科アリウム属の野菜**などがおすすめです。

生活活動代謝とは、ふだんの生活で運動や労働などの活動で使われるエネルギーのことです。

食事誘発性熱代謝は「食物誘発性体熱産生（DIT）」ともいわれます。食物を口に入れ咀嚼《そしゃく》を始めると、舌の味覚細胞などが刺激されて交感神経が興奮。副腎髄質からアドレナリンが分泌され、心拍数が増すことによって代謝が活発になり、体温が上昇します。食事をすると、体が温まってくるのはこのためです。DITが高いのも、先に紹介した「色の濃い食べ物」です。

やせる食べ物と太る食べ物とは？

西洋医学では、太るのは消費カロリーに対して摂取カロリーが多すぎるためとされます。つまり、**「運動不足で食べすぎ」が太るという「量」の問題が原因**なのです。

しかし、太る原因はそれだけではありません。**食べる量に加えて、食べるものも影響している**のです。

先に、漢方医学には「相似の理論」があると紹介しました。水分が多く、ふわっとしていて、青や白、緑色のやわらかいものばかり好んで食べている人は、ふわっとした水ぶくれの体型になるのです。

「やせる漢方薬がありませんか」と言って私のクリニックを受診される方も、パンやケーキ、生野菜のサラダが好きという方が多くいらっしゃいます。

逆に、太陽や火の色である赤やオレンジ、ものを燃やすと黒くかたくなるように黒っぽい色の濃いものを食べると、かたくひきしまった体になるのです。

くり返しになりますが、これらは陽性食品であり、体を温める働きがあります。前のページで見たように、体温が1度上昇すると基礎代謝が約12％も上がります。代謝がよくなると体内の脂肪がよく燃焼され、便や尿、汗の排泄もよくなり、やせやすくなります。

つまり、**太るかやせるかは、体温が高いか、低いかにある**ともいえます。

体を温める陽性食品を積極的にとることで、免疫力を高めるだけでなく、太りにくい体になるのです。

太る食べ物とやせる食べ物

太る食べ物

- 青、白、緑色
- やわらかい
- 水分が多い

＝ パン、ケーキ、牛乳、バナナ、ビールなど

やせる食べ物

- 赤、黒、オレンジ色
- かたい
- 水分が少ない

＝ 根菜類、リンゴ、納豆、海藻類など

朝食代わりに「にんじん・リンゴジュース」を

「腹八分に病なし、腹十二分に医者足らず」という格言があります。現代人は、腹十二分の飽食だから、医師が増えても病気が減らないというわけです。腹八分を実践するには、空腹の時間を作ることが必要です。

そこでおすすめなのが、1食抜き。抜くのは朝食が理にかなっています。朝起きたときは、息が臭かったり、目ヤニがついていたり、尿の色が濃かったりしているもの。これは、**血液の汚れを排泄している**証拠。**朝の排泄現象をストップさせないためにも、朝食は無理して食べる必要はありません。**軽くすませたい場合は、「**にんじん・リンゴジュース**」がいいでしょう。

にんじんは活性酸素を除去するβ－カロテンやビタミン、ミネラルなどを豊富に含んでいます。リンゴは、整腸作用に優《すぐ》れ、ビタミンやミネラル、排泄を促す食物繊維のペクチンなどが含まれます。

この2つを合わせたジュースを飲めば、必要な栄養素を補えるうえ、排泄を妨げることもなく、一石二鳥といえます。

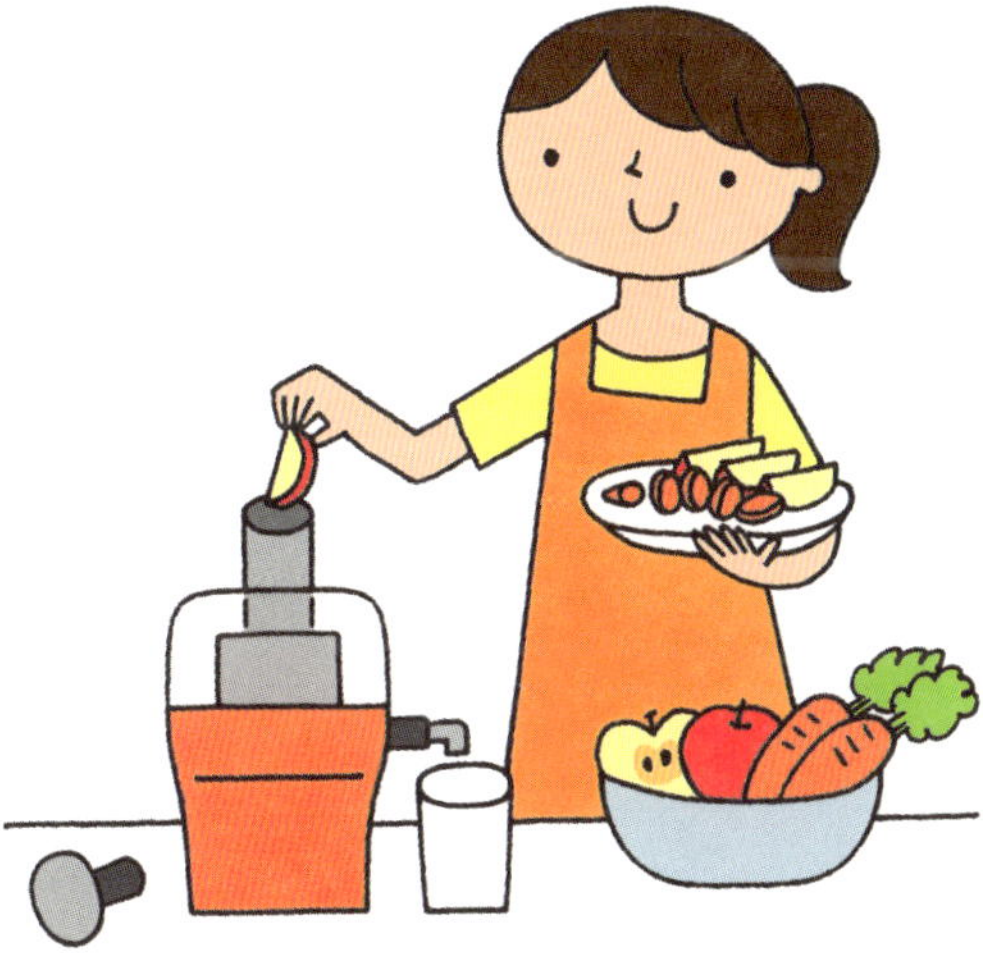

にんじん・リンゴジュースの作り方

材料

コップ約2杯半
（約440ml）
にんじん…２本
リンゴ……１個

作り方

にんじん、リンゴを洗い、皮をむかずに適当な大きさに切り、ジューサーにかける。

ポイント

- にんじんのβ−カロテンは皮のすぐ下に、リンゴのペクチンは皮に多く含まれるので皮ごとジューサーにかける。
- ミキサーではなく、ジューサーを使うこと。ミキサーで作ると繊維質のカスが含まれ、ビタミンやミネラルの吸収を妨げてしまう。
- ジュースは噛むように飲む。

万能ドリンク「しょうが紅茶」で体を温める

にんじん・リンゴジュースと並んでおすすめなのが、しょうが紅茶です。しょうが紅茶とは、熱い紅茶に、皮つきのまますりおろしたしょうがを入れ、お好みで黒砂糖かはちみつを加えたもの。特に、冷え性の人には大変効果的です。

しょうがは漢方医学では、「体を温める」食材として知られており、実に約7割もの漢方薬に使われています。

実際、しょうがに含まれる**ジンゲロンやジンゲロールという辛味成分には、血管を拡張させて血行をよくし、体を温める作用**があります。そのほかにも、**殺菌作用、強心作用、利尿作用、発汗・解熱作用などさまざまな働きがあります**。

また、発酵食品である**紅茶にも体を温める作用があります**。朝、しょうが紅茶を飲めば、しょうがと紅茶のダブルの温め効果で体が内側から温まります。また紅茶に含まれるカフェインには利尿作用もあるので、朝の排泄を促進するのにも役立ちます。朝食代わりに、にんじん・リンゴジュースとしょうが紅茶をそれぞれ1～2杯を飲むのもよいでしょう。

しょうが紅茶の薬効を得るためには、**朝だけでなく、1日3～6杯は飲む**ことを心がけてください。水分がほしくなったらなるべくしょうが紅茶を飲むようにします。

また、甘味をつけるときは、白砂糖ではなく黒砂糖かはちみつがおすすめです。白砂糖は体を冷やしますが、黒砂糖は体を温めるうえ、ミネラルが豊富。はちみつも殺菌作用や整腸作用などがあります。飲み続ければ、体温が上がり、免疫力のアップにつながるほか、代謝が高まるためダイエット効果も期待できます。

しょうがの万能パワー

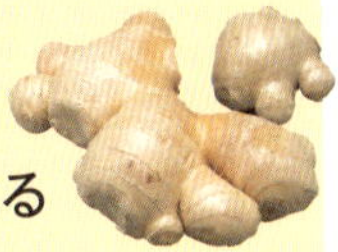

- 体温を上げる
- 血管を拡張し、血圧を下げる
- 脳の血流をよくしてうつ気分をとる
- 血栓ができるのを予防する
- 内耳の血流をよくして、めまいや耳鳴りを改善する
- 食中毒菌を殺す
- 唾液や胃液、すい液、胆汁などの分泌を促し、消化をよくする
- 発汗、解熱、去痰、鎮咳作用

など

石原流　プチ断食のすすめ

先ほども述べたように、病気知らずの体を作るには「腹八分目」が肝心です。これを実践するために最適なのが、「石原流食事法」です。ポイントは4つ。

1　朝食はにんじん・リンゴジュースやしょうが紅茶のみ

このような朝食にするだけで体がプチ断食状態になるため、**排泄が促進されて血液がきれいになり、病気の予防に役立ちます。**

2　昼食は断食後の補食にあたるので軽いものに

おすすめなのはそば。**そばは消化がよく、8種類の必須アミノ酸を含む良質なたんぱく質のほか、ビタミンやミネラル、糖分などを含む栄養食。**とうがらしやねぎをたっぷりかけて食べると、体を温めるのでなおいいでしょう。

そばに飽きたら、具だくさんのうどんにとうがらしやねぎをかけたり、ピザやパスタにたっぷりタバスコをふって食べてもO

Kです。

3 夕食はアルコールを含めて何を食べてもよい

朝食と昼食を1、2のようにすると、夕食は自由に食べてよいのが石原流食事法の特徴。とはいえ、できるだけ**体を温める食材を使った、和食中心の食事にする**のがより効果的です。

4 空腹を感じたら黒いお菓子を食べる

お腹が空いたときは、チョコレートや黒あめ、黒砂糖などを食べましょう。**糖分を補給することで血糖値が上がり、空腹感が軽減**されます。ただし、体を冷やす白砂糖を使ったものは避けましょう。

この食事法を実践した人からは、「半年で10kgやせた」「毎日よく眠れるようになった」「血圧が下がった」「喘息《ぜんそく》の症状が軽くなった」「糖尿病がよくなった」などの声が届いています。ぜひチャレンジしてみてください。

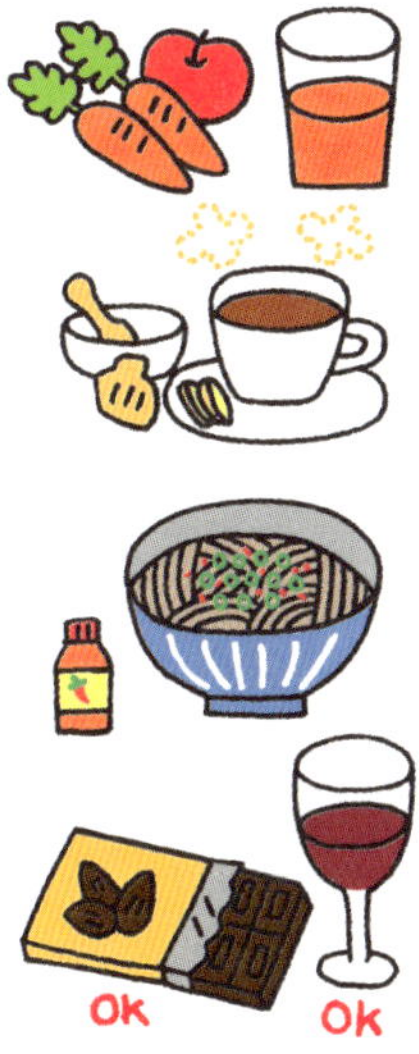

コラム 1

食事+筋力で体を温める

私たちが食事で摂取したエネルギーは、筋肉などの体の細胞によって利用されます。そのときに熱が生まれ、体温を維持するために使われているのです。筋肉以外の細胞や組織、器官も熱を産出しますが、人間の体温の実に40%以上が筋肉から生み出されるのです。

中高年になると、お尻が垂れさがり、腰から下が寂しくなる人が増えてきます。これは下半身の筋力が低下しているからです。筋肉の約70%は下半身に集中しています。つまり、下半身を鍛えることで体温を上げることができるのです。食事法と合わせて筋力を上げることで、さらに体を温めることができます。

また、下半身の筋力が弱くなると、背中の筋力も衰え、姿勢が前かがみになり歩くのが億劫《おっくう》に。足腰の衰えから寝たきりになってしまうかもしれません。そのためにも下半身を鍛える必要があります。

第2章

栄養満点で医者いらず!
毎日食べたい24食材

食材にはさまざまな作用や効果があります。
体を温める、消化を促進するなど、
健康で長生きするために欠かせない効能をもった
最強の24食材を毎日食べましょう。

いも類 間性 陽性

No.01

強壮、消化促進などマルチな効能！

◉ビタミンC

解毒作用や細胞組織の再生機能を促す。じゃがいものビタミンCは加熱しても壊れにくい。

◉ムチン

ぬるぬるの主成分。たんぱく質の消化促進、滋養強壮、潰瘍予防などの作用がある。

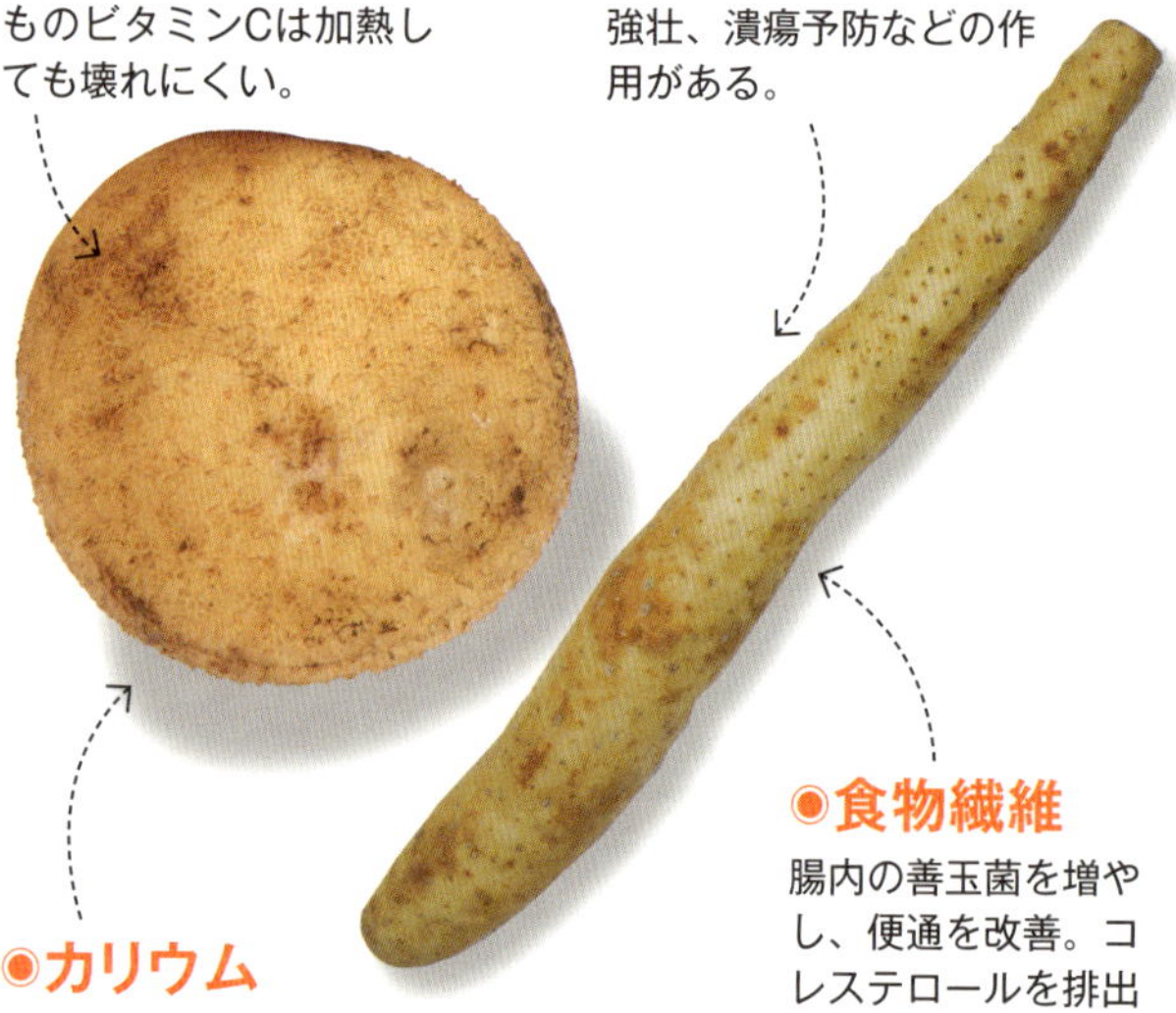

◉食物繊維

腸内の善玉菌を増やし、便通を改善。コレステロールを排出し、動脈硬化などを予防する。

◉カリウム

利尿作用があり、ナトリウムを排出して高血圧や心臓病、腎臓病などを予防。

若返り＆早死にしない効能

★便秘改善 ★栄養補給 ★滋養強壮
★潰瘍予防 ★解毒 ★美肌
★消化促進 ★老化防止

じゃがいもには、ビタミンB群・C、カリウムなどのビタミン、ミネラルがバランスよく含まれています。硫黄やリンは皮膚や粘膜の浄化・再生に働き、抗潰瘍食・美容食としても◎。

さつまいもはビタミンCや食物繊維が豊富で、米国国立がん研究所の発表では、**抗がん効果もある**といわれます。

里芋は、縄文時代にはすでに中国から日本へと伝わっていました。**デンプン、ビタミンB群に加え、たんぱく質も十分に**含まれています。**ぬるぬる成分のムチンにはたんぱく質の消化促進効果、ガラクタンには脳細胞を活発にする効果**が。

山芋は「自然薯《じねんじょ》」とも呼ばれ、古くから食用とされてきました。**ジアスターゼ、アミラーゼなどの消化酵素が豊富で消化を促進**します。ムチンも含まれ、滋養強壮に効果的です。いずれも間性食品ですが、山芋は陽性食品です。

おすすめの食べ合わせ +α

じゃがいも ＋ にんじん

カリウム、ビタミンCは、にんじんのβ－カロテンと一緒にとると、高血圧や動脈硬化の予防に効果的。

山芋 ＋ 鶏肉

たんぱく質を効率よく消化するムチンは、たんぱく質と一緒に。

かぶ　陽性

No.02

野菜のなかで最もカルシウムが豊富！

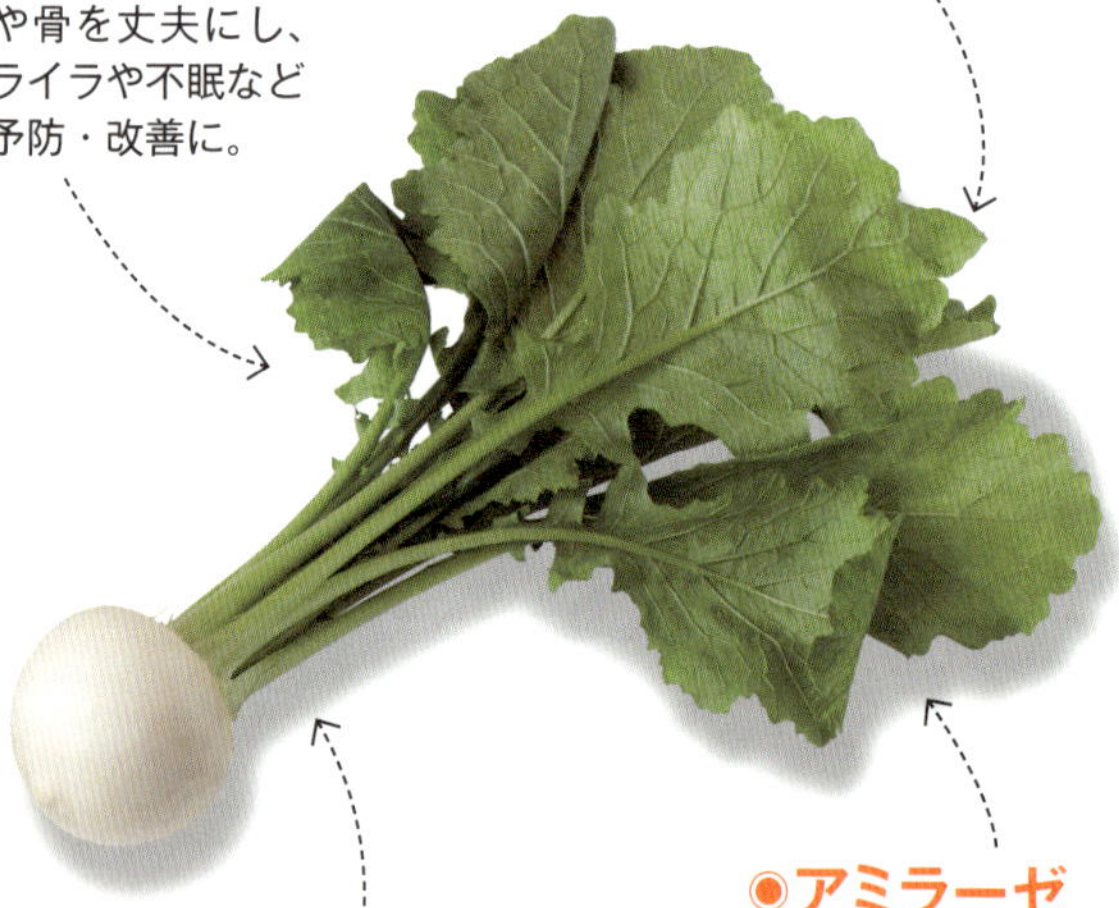

◉カルシウム
葉に多く含まれる。歯や骨を丈夫にし、イライラや不眠などの予防・改善に。

◉ビタミンA
のど、鼻などの粘膜や皮膚を丈夫にするため、かぜ予防や免疫力アップに効果的。

◉ビタミンC
すこやかな皮膚や筋肉作りに役立つ。強い抗酸化作用をもち、血管の病気を予防する働きがある。

◉アミラーゼ
消化酵素のひとつ。胸やけや食べすぎによる胃腸の不調を改善する。

若返り＆早死にしない効能

★消化促進　★胃腸の不調改善
★肌荒れ解消　★骨・歯の強化
★不眠予防　★老化防止　★がん予防

かぶは別名を「すずな」ともいい、春の七草のひとつです。根と葉の部分で栄養成分が異なり、実は葉のほうが栄養豊富。**葉の部分は緑黄色野菜に分類され、ビタミンA、B_1、B_2、Cなどが多く含まれています**。特に、ビタミンCの含有量はオレンジやトマトの約3倍です。

カリウム、カルシウム、鉄などのミネラルも豊富で、カルシウムの含有量はかぶ100g中に230㎎と、すべての野菜のなかで最も多くなっています。おひたしなどにして、葉の部分もしっかり食べましょう。

また、**発がん物質を解毒して活性酵素を除去する作用のあるグルコシノレート**も含まれ、がん予防効果も期待されます。**根の部分は消化を促す酵素であるアミラーゼやジアスターゼが豊富**で、食べすぎや飲みすぎによる胃腸の不調を整えてくれます。七草がゆは、正月のごちそうで疲れた胃腸を休めるという先人の知恵です。

おすすめの食べ合わせ +α

かぶ＋豚肉

抗酸化作用のあるビタミンCに血管をしなやかにする働きのあるたんぱく質を合わせて、動脈硬化を予防。ストレス緩和にも。

かぶ＋いんげん

胃腸を強くする効果や疲労回復効果のあるいんげんと組み合わせて、胃もたれや胸やけの予防に。

きのこ類 陰性

No.03

ダイエットに効き、腸内の老廃物も一掃！

◉ビタミンB_2

脂質、糖質、たんぱく質を分解し、エネルギーを産出。皮膚や粘膜の健康を保つ働きも。

◉グルカン

食物繊維の一種。免疫細胞を活性化させて人が本来もつ免疫力を高めるほか、腸内環境を整える。

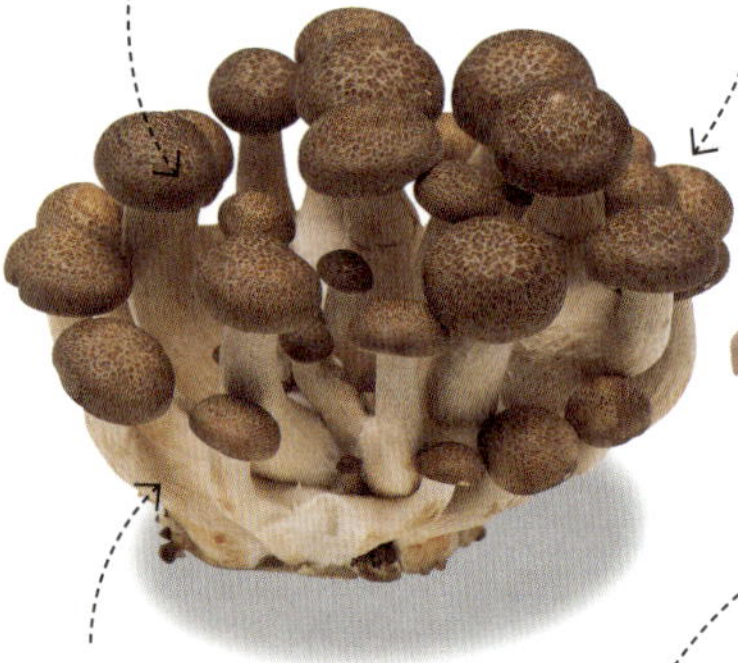

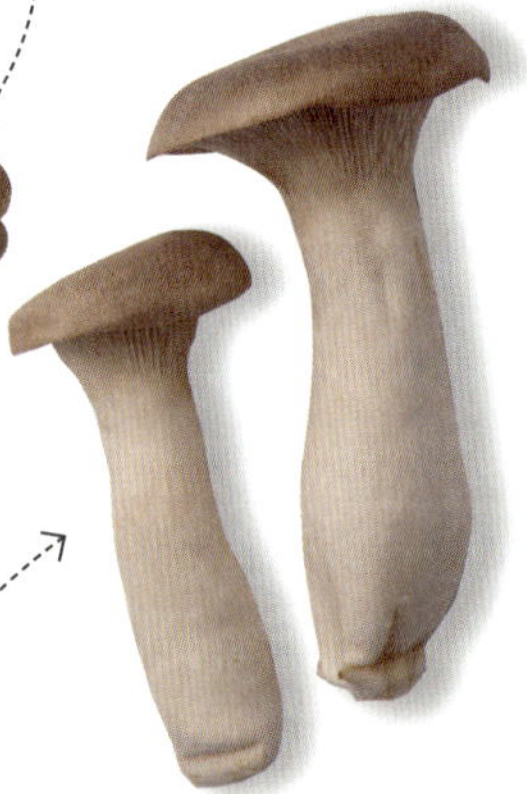

◉ビタミンD

カルシウムの吸収を促し、骨にカルシウムを蓄える。また、ビタミンAを効率よく吸収する助けも。

◉リン

体を組成するミネラルで、ビタミンB群の吸収や作用には不可欠。疲労回復を促す効果も。

若返り&早死にしない効能

★免疫力強化　★腸内清浄　★がん予防
★糖尿病予防　★食欲増進　★骨歯の強化
★血液浄化　★老化防止

『古事記』『日本書紀』にも記述があるなど、古くから食用にされていたきのこ。日本には約3000種が存在し、低カロリーでダイエット食としても好まれます。

きのこ類に含まれる**プロビタミンDは、紫外線に当たるとビタミンDに変化**します。カルシウムの吸収や免疫機能を上げるといわれますが、きのこは多湿の日陰で育つため、生のものにはほとんど含まれていません。**天日乾燥された干ししいたけや、半日ほど天日干ししたもの**を食べるとよいでしょう。

また、種類別に薬効成分も異なります。**しいたけ、まいたけ、エリンギは、がんを抑制するグルカンを多く含有。まいたけに含まれるX－フラクションはインスリンの働きを促すため糖尿病に効果的**です。**なめこのぬめりの正体「ムチン」はたんぱく質やアミノ酸の吸収を助け、体を強くする**働きがあります。

おすすめの食べ合わせ +α

きのこ＋しらす干し

カルシウム豊富な食品との摂取でカルシウムの吸収を促し、骨に蓄積。さらに油を少量加えると、ビタミンDの吸収も促進。

きのこ＋ごぼう

食物繊維の作用でコレステロール排除、糖尿病や高血圧に効果的。

キャベツ　間性

No.04

潰瘍に効果絶大な「医者いらず」野菜

◉ビタミンC

淡色野菜ながら、外葉や芯の部分に豊富に含まれている。免疫細胞の働きを高める。

◉ビタミンU

胃腸粘膜の代謝を活性させ、傷ついた粘膜を治し、がんや潰瘍を抑える。胃酸の分泌抑制の働きも。

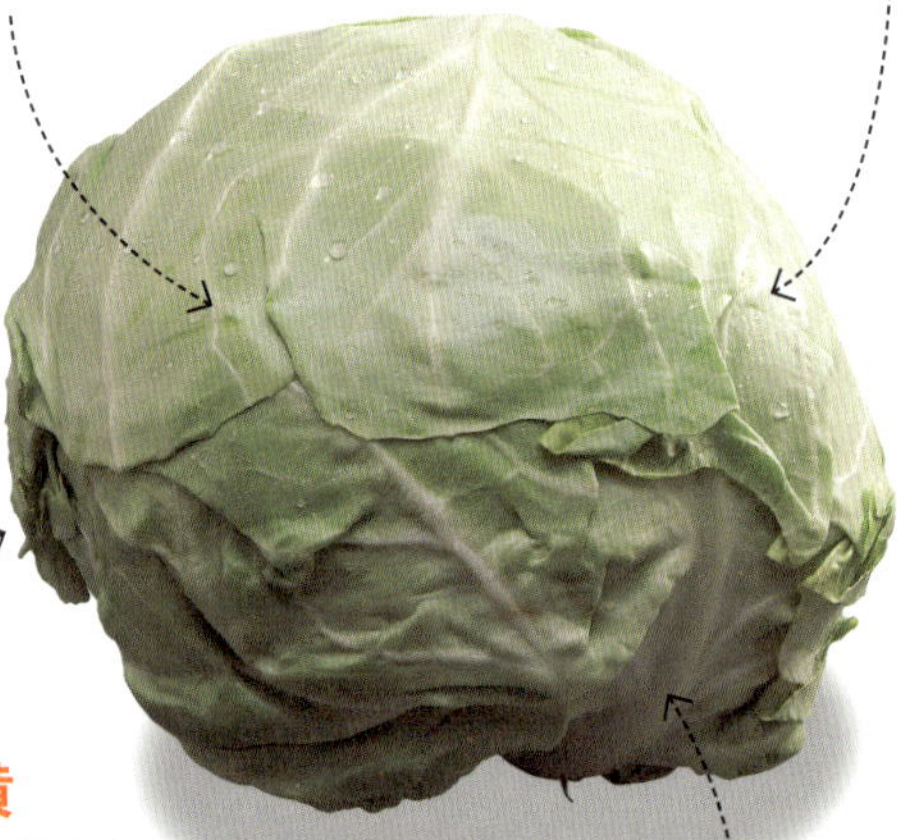

◉硫黄

必須ミネラルのひとつ。皮膚や髪を健康に保ち、細菌への抵抗力や糖質・脂質の代謝を高める。

◉塩素

ミネラルの一種で、消化酵素を活性化させる。血液のpHバランスを整える働きも。

若返り&早死にしない効能

★潰瘍予防　★肝臓病などの改善
★がん予防　★去痰　★鎮静・鎮痛

ヨーロッパでは古くから「貧乏人の医者」といわれ、その薬効が知られてきました。実際キャベツには、「がんや腫瘍の予防」「免疫力増強」「疲労回復」という健康に不可欠な成分がすべて含まれています。

淡色野菜のなかで最もビタミンとミネラルが豊富であり、特筆すべきは**胃や十二指腸の潰瘍の特効薬とされるビタミンUが含まれている**こと。同時に、胃腸の浄化作用が強い塩素や硫黄も多く含み、**インドールという成分には、乳がんや大腸がんの増殖を抑える効果**が発見されています。

紫キャベツには抗酸化物質のアントシアニン、芽キャベツにはルチンやビタミンAと、品種それぞれに特徴的な成分が含まれています。

年間を通して旬の切れ目がないため、いつでも摂取できる優秀な野菜です。**水溶性ビタミンは、煮汁ごと食べられる調理法**で食べましょう。芯も刻んで一緒にとります。

おすすめの食べ合わせ +α

キャベツ＋玉ねぎ

ビタミンB1、硫化アリルを含む玉ねぎと一緒に食べると動脈硬化予防に。

キャベツ＋根菜

だいこん、にんじん、じゃがいも、かぼちゃなどとの食べ合わせで、潰瘍予防効果がアップ。

しょうが 陽性

No.05

400種もの成分を含む「万病の特効薬」！

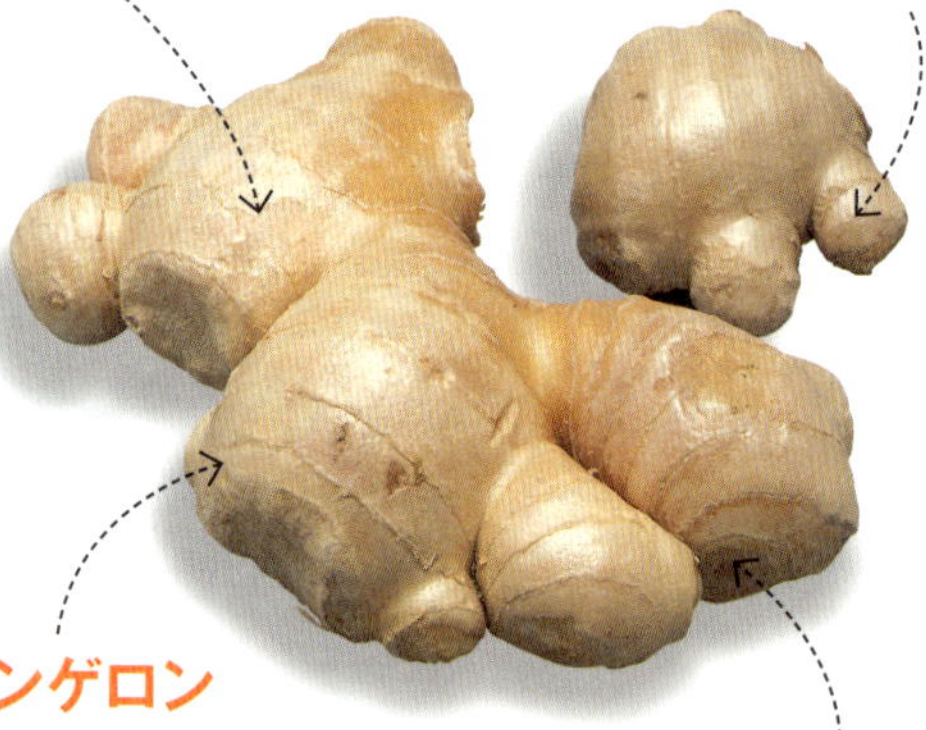

◉シネオール
しょうがの香り成分。利尿、コレステロール排出、便秘解消など解毒作用のほか、疲労回復にも。

◉ジンゲロール
しょうがの辛味成分。抗酸化、末梢血管の血行促進、発汗、保温、肝機能促進など。免疫力アップにも。

◉ジンゲロン
しょうがの辛味成分。脂肪を燃焼させ基礎代謝を高めたり、血液循環を促したりして体を温める。

◉ショウガオール
しょうがの辛味成分。血行を促進して体を温めるほか、鎮痛・抗潰瘍効果、強力な殺菌力あり。

若返り＆早死にしない効能

★強心　★発汗　★解熱　★保温
★鎮痛　★潰瘍改善　★抗うつ
★血栓予防　★風邪予防　★消化促進

ダイエットやデトックス、免疫力アップなどのさまざまな分野で注目を集めるしょうが。400種以上の成分が含まれ、「体を温める一方で発熱時には解熱作用も期待できる」「高血圧にも低血圧にも効く」など、相反する効能が備わった優れた食材です。

免疫力をアップさせるビタミンCも含まれていますが、あらゆる**薬効成分の総合作用によって免疫力を強化**させるのが、しょうがの特徴。

「万病に効く」といわれるのも大げさではなく、医療用漢方薬の70％以上に使われているほどです。

さらに、**全身の細胞の新陳代謝を促進させる作用もあり、体全体の機能を高め、免疫力だけでなく気力や体力も高める効能**もち合わせています。

しょうがには**強力な殺菌作用**があり、傷みが早い青魚の刺身の薬味や、寿司の箸休めとして添えられるのはそのためです。

おすすめの食べ合わせ +α

しょうが ＋そら豆

カリウムな豊富な食材と一緒にとると、むくみとりや便秘解消効果が。きゅうりなどでも◎。

しょうが ＋牛肉や鶏肉

たんぱく質を一緒にとることで体を温め、代謝が上がり、疲労回復効果も得られる。

セロリ 陰性

No.06

男性にも女性にも絶大な効果あり!

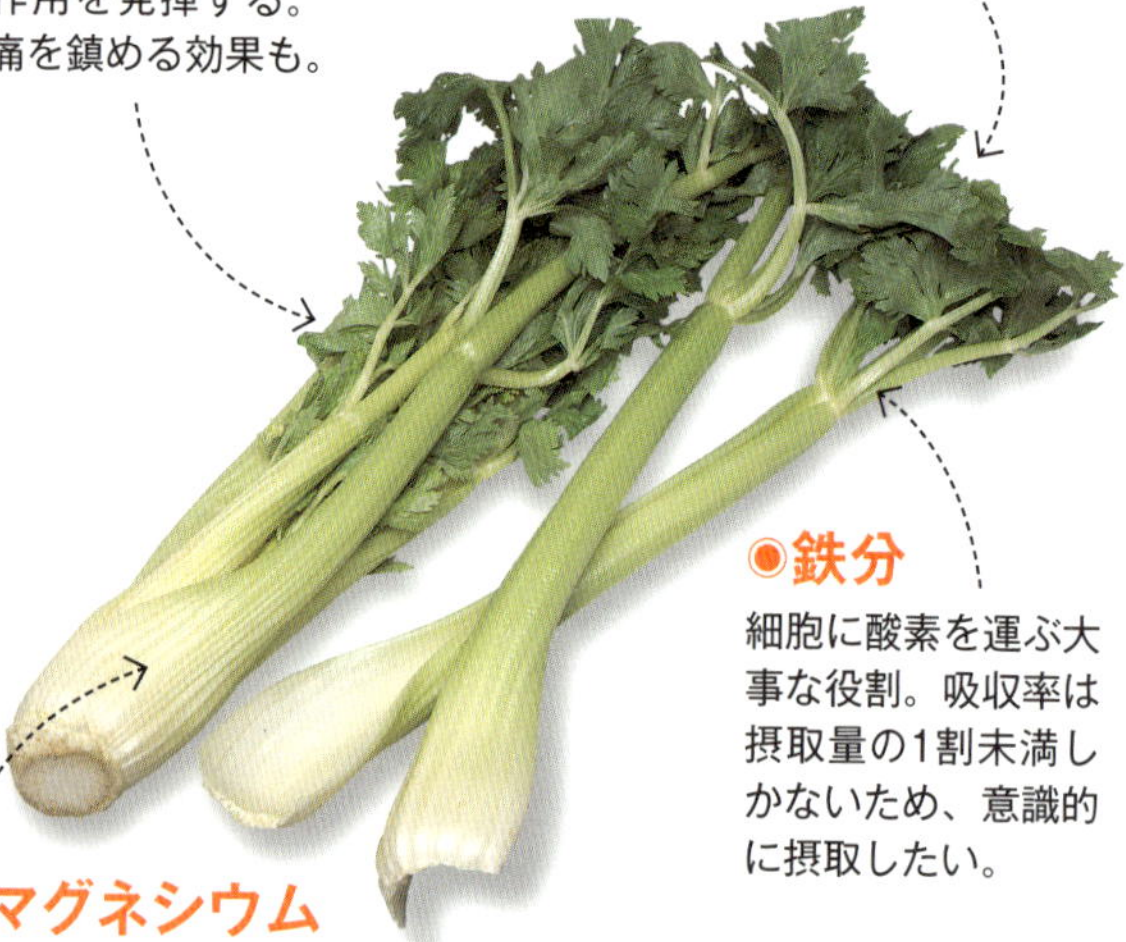

◉アピイン

セロリの香り成分。神経系に作用し、鎮静作用を発揮する。頭痛を鎮める効果も。

◉β−カロテン

がん予防が期待される、脂溶性の抗酸化成分。ビタミンCやEと一緒に摂取すると、吸収率アップ。

◉鉄分

細胞に酸素を運ぶ大事な役割。吸収率は摂取量の1割未満しかないため、意識的に摂取したい。

◉マグネシウム

筋肉の収縮や血圧の調整作用があり、心臓病や高血圧を予防。たんぱく質の合成にも不可欠。

若返り&早死にしない効能

★滋養強壮・強精　★貧血予防
★肝臓病予防　★血栓症予防　★美肌
★生理不順の改善

独特な香り成分には鎮静作用があり、古代ギリシャでは万能薬とされ、医聖ヒポクラテスも「神経が疲れたならセロリを薬とせよ」と言っていたほどです。

西洋では古くから強壮・強精食材として知られており、「セロリの効き目を知れば、男たちは庭いっぱいにセロリを植えるだろう」という俗言もあるほどですが、女性にとっても魅力的な食材です。**マグネシウムや鉄を多く含むので、貧血の改善や美肌作り、生理不順や更年期障害にも効果的。**

ほかにも、**がん予防が期待されるβ－カロテン、血栓を溶かし血液をサラサラにして心筋梗塞や脳梗塞など血栓症に効果のあるピラジン**などの成分も含まれます。ピラジンはセロリだけでなく、パセリやにんじんなどセリ科の食材にも含有されます。

陰性食材なので、**陰性体質の人は加熱調理するか、陽性食材である塩やしょうゆベースのドレッシングで**食べましょう。

おすすめの食べ合わせ＋α

セロリの葉＋油

香りが苦手な人は、炒めて食べるのがおすすめ。葉も炒めて、脂溶性のβ－カロテンも摂取。

セロリ＋鶏肉

細胞や血管を強くする効果のあるたんぱく質と一緒にとることで、動脈硬化予防に。

だいこん 間性

No.07

葉や皮も余すところなく食すべし！

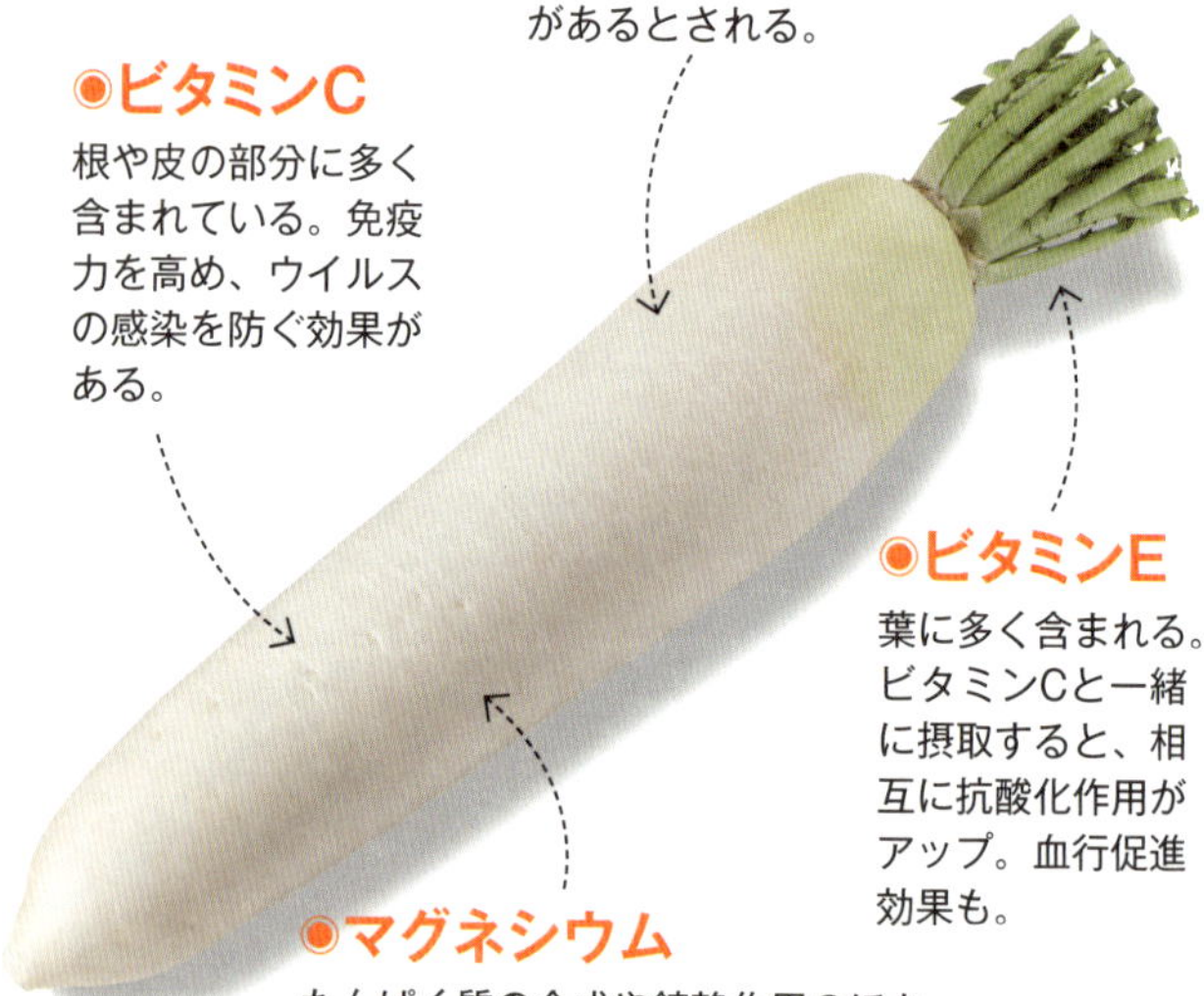

◉ジアスターゼ
消化を助ける酵素。有害物質を取り除き、発がん性物質を抑制する働きがあるとされる。

◉ビタミンC
根や皮の部分に多く含まれている。免疫力を高め、ウイルスの感染を防ぐ効果がある。

◉ビタミンE
葉に多く含まれる。ビタミンCと一緒に摂取すると、相互に抗酸化作用がアップ。血行促進効果も。

◉マグネシウム
たんぱく質の合成や鎮静作用のほか、筋肉の動きをしなやかに。不足すると心臓病の原因にも。

若返り＆早死にしない効能

★消化促進　★食欲増進
★胃痛・胃もたれ改善　★二日酔い改善
★気管支炎改善　★がん予防　★保温

だいこんには**粘膜を修復する作用のある鉄分やマグネシウムが多く含まれ、風邪の治りを早くし、去痰やせき止めといった効果**が期待できます。

根よりも葉の部分に栄養が豊富で、特に免疫力アップには必須のビタミンAやEはここに多く含まれています。一方、**皮にはビタミンCや毛細血管を強くするルチン（ビタミンP）が豊富**なため、なるべくそのまま食べたいもの。ビタミンCは時間とともに壊れてしまうので、食べる直前にすりおろすとよいでしょう。

だいこんの**辛味成分は胃液の分泌を高め、消化を促し、便通をよくします**。さらに、**強い抗酸化作用**もあるため、**発がん性物質を無毒化**するといわれています。

生のだいこんは体を冷やす作用があります。**天日干しで乾燥させたり、漬物にすることで陽性食材**に。余分な水分が抜けるので、栄養素が凝縮されるというメリットもあります。

おすすめの食べ合わせ +α

だいこん＋鶏肉

たんぱく質とビタミンCが細胞を丈夫にし、鶏肉のレチノールは肌荒れ解消に効果的。

おろし汁＋豚肉

おろし汁50mlにはちみつや黒砂糖を加えて飲むと、せき、痰、声かれが改善される。

玉ねぎ 陽性

No.08

スタミナ&血液サラサラ成分たっぷり!

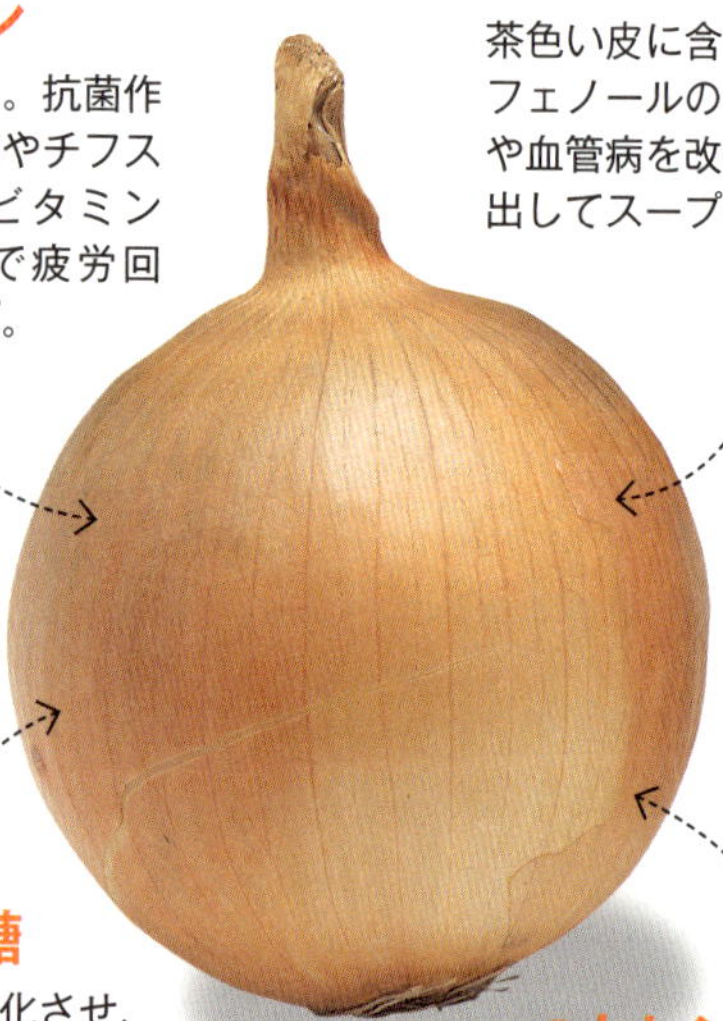

◉アリシン

においのもと。抗菌作用が強く赤痢やチフスにも有効。ビタミンB_1との結合で疲労回復効果アップ。

◉ケルセチン

茶色い皮に含まれるポリフェノールの一種。血流や血管病を改善。皮は煮出してスープのベースに。

◉オリゴ糖

善玉菌を活性化させ、腸内環境を整える食物繊維の一種。老廃物の排出を促し、免疫力を上げる。

◉セレン

活性酸素の活動を抑え、ビタミンEに働きかける。抗がん作用も。

若返り&早死にしない効能

★高血圧予防 ★血栓症予防
★糖尿病予防 ★滋養強壮 ★利尿
★発汗 ★解毒 ★防腐 ★殺菌

ピラミッドや万里の長城を作る際、労働者のスタミナ源にされたといわれるのが玉ねぎです。にらやにんにくと同じ強壮食材で、**ビタミンB_1の吸収・利用を助け、疲労回復を促すアリシンが多く含まれています。**強い香りには、殺菌作用も。

玉ねぎで広く知られるのは、**「血液サラサラ成分」の豊富さ。チオスルフィネートは血栓を防止し、グルコキニンが血糖を下げ、硫化プロピルは血糖の代謝を高めるので糖尿病の人にもおすすめ**です。**ビタミンB_1・B_2・Cは血管をしなやかで丈夫にし、血管病の予防・改善**します。特にビタミンCは含有成分のケルセチンと協働することで、いっそうの相乗効果が期待できます。

アリシンや硫化プロピルは熱に弱く水に溶けやすいため、血糖値が気になる人は生食がおすすめ。一方、加熱調理して摂取すると、血中コレステロールや中性脂肪を減らすことができます。

おすすめの食べ合わせ +α

玉ねぎ ＋アスパラガス

一緒に炒めると、血圧降下に効果あり。セロリやトマトもおすすめ。

玉ねぎ ＋小松菜

体を温め、冷えや胃弱体質の改善が期待できる。きのこやしょうがでも。

トマト 陰性

No.09

医者も真っ青！のとにかく豊富な薬効

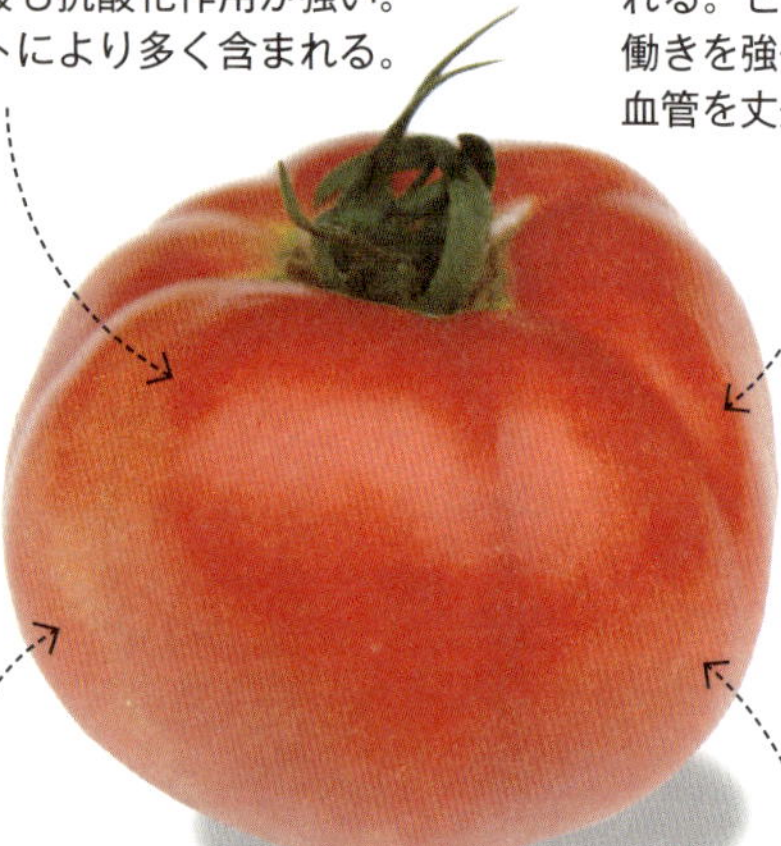

◉リコピン
カロテンの一種で、カロテンのなかでは最も抗酸化作用が強い。ミニトマトにより多く含まれる。

◉ルチン
ビタミンPとも呼ばれる。ビタミンCの働きを強化し、毛細血管を丈夫にする。

◉ビタミンC
副腎から分泌されるホルモンの合成に不可欠。インターフェロンに働きかけ、免疫力を活性化する。

◉ビタミンB_1
糖質分解酵素に働きかけ、細胞にエネルギーを供給。不足すると、免疫力の低下をまねく。

若返り＆早死にしない効能

★血液浄化　★免疫力強化
★高血圧予防　★がん予防　★脳出血予防
★消化促進　★整腸

「トマトが赤くなると、医者が青くなる」とは、西洋のことわざながら日本でもよく耳にします。トマトには**免疫力アップに欠かせないビタミンAやCのほか、抗酸化作用が強力で、がんや動脈硬化を予防するというリコピンも豊富。疲労回復を助けるビタミンB_1**や、**血管を強くして高血圧や心臓病などを予防するルチン**も含まれます。

さらに、酸性の血液を中和浄化するナトリウムやカリウム、マグネシウムなどのアルカリ性ミネラルや、整腸作用や便秘解消効果もあるペクチンなども多く含みます。

さまざまな薬効成分を含みますが、トマトは体を冷やす陰性食品です。体を温める作用がある塩を加えたり、加熱したりして食べるようにしましょう。リコピンやビタミンAは加熱しても壊れにくいので、煮込み料理にはもってこい。ただし、ビタミンB_1やCは熱に弱いため、加熱時間は短めにします。

おすすめの食べ合わせ +α

トマト＋オリーブオイル

脂溶性の成分は加熱しても壊れにくく、吸収率もアップ。トマトソースはリコピン摂取に効果的なメニュー。

トマト＋キャベツ

同量をジュースにして1～2杯噛むようにして飲むと、胃潰瘍に効果的。

にんじん 陽性

No.10

がん予防に効果絶大!　葉や皮も一緒に

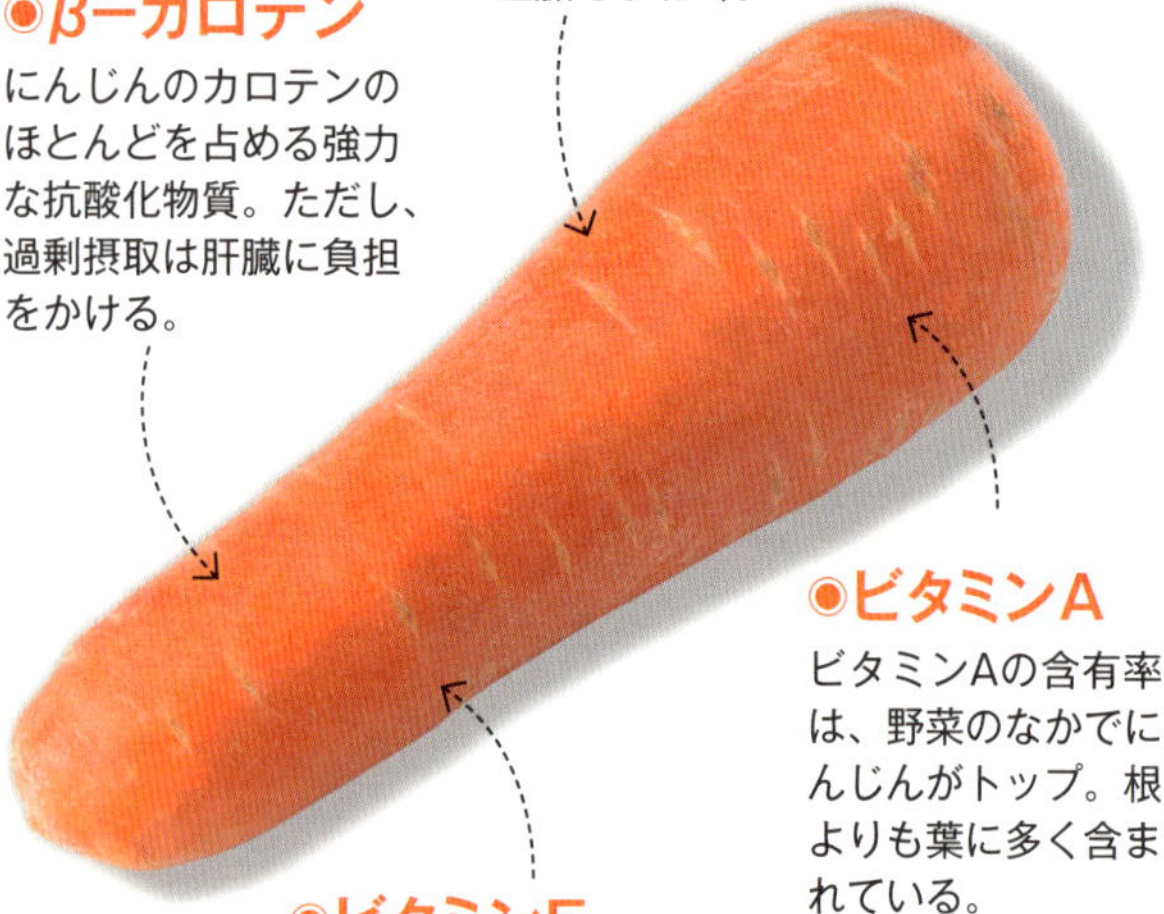

◉カリウム

ナトリウムを体外に排出する解毒成分。腎臓が弱っている場合、過剰摂取は不整脈をまねく。

◉β－カロテン

にんじんのカロテンのほとんどを占める強力な抗酸化物質。ただし、過剰摂取は肝臓に負担をかける。

◉ビタミンA

ビタミンAの含有率は、野菜のなかでにんじんがトップ。根よりも葉に多く含まれている。

◉ビタミンE

シミの原因となる過酸化脂質の生成を抑えるほか、ホルモン分泌を整える働きもある。

若返り＆早死にしない効能

★免疫力強化　★がん予防　★潰瘍改善
★肝臓病改善　★眼病改善
★皮膚病改善　★強壮

特筆すべきは、**がん予防効果**。「にんじんを常食している人は、あまり食べない人に比べて肺がん発生率が半分になる」という研究報告もされています。これは、**豊富なβ−カロテン**のおかげ。**活性酸素を除去して免疫力を上げる作用があり、ビタミンCやEと一緒にとることで、がんの予防効果はさらにアップ**します。ちなみに、にんじんが赤いのは多量に含まれるカロテンによるもの。カロテンは視力の回復、眼病、皮膚病、肌荒れも改善してくれます。

そのほかにも、硫黄やリン、カルシウムといったミネラルも含有。**強力な浄化力で胃腸や肝臓を浄化し、骨や歯を丈夫に**してくれます。

にんじんは陽性食材なので、生食でも体を冷やすことがなく安心です。皮の下にはβ−カロテンが、葉にはビタミンAとCがたっぷり含まれているので、余すところなく食したいものです。

おすすめの食べ合わせ +α

にんじん＋油

β−カロテンは、油と一緒に食べると吸収率が大幅にアップ。炒めものや炒め煮、生食ならばオイルドレッシングで。

にんじん＋ブロッコリー

β−カロテンとビタミンCを豊富に含む食材同士で、免疫力を高め、動脈硬化やがん予防に。

にんにく 陽性

No.11

いわずと知れたスタミナ源は腰痛も緩和

◉ビタミンB_6

体内で余ったたんぱく質の代謝を促し、脂肪肝を防ぐ。妊娠中や抗生物質常用の場合は不足しがち。

◉リン

ビタミンB群の吸収や作用に不可欠で、疲労回復を促すほか、カルシウムの吸収を促す働きも。

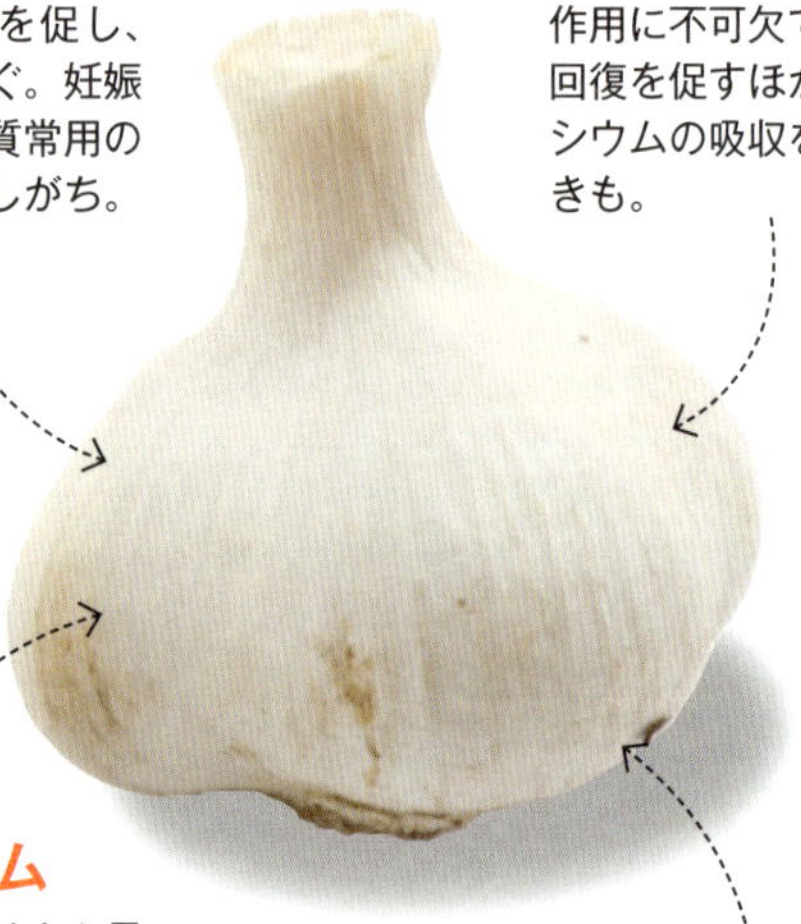

◉カリウム

体内のナトリウム量の調整を行う。カリウムの不足は血圧上昇を引き起こし、心不全などの原因に。

◉スコルジン

コレステロールや中性脂肪の値を下げたり、血栓を防いだりする働きが。動脈硬化や高脂血症にも有効。

若返り＆早死にしない効能

★頭痛・風邪改善　★疲労回復　★抗うつ
★整腸　★利尿　★殺菌
★滋養強壮・強精　★下痢止め

『旧約聖書』に記載があるほど歴史が古く、古代エジプト・古代ギリシャ時代から栽培されてきたにんにく。日本には8世紀ころに伝わり、『古事記』『日本書紀』にも記述があります。

特徴は疲労回復や滋養強壮効果。スタミナ源となる強烈なにおいのもとはアリシンであり、体内に浸透すると体を温め、肩こりや腰痛を緩和してくれます。

そのほかにも、**とりすぎた塩分を排出するカリウムや食物繊維、新陳代謝を上げたり水分排泄作用のあるスコルジン、抗酸化作用があり、がん予防効果が期待されるセレン**なども含まれています。

にんにくは油で炒めると疲労回復効果がアップしますが、長時間の加熱は逆効果。薬効成分が分解してしまうため、手早く調理すること。また、眼病、潰瘍、胃腸虚弱の場合は、食べすぎると悪化の恐れがあるので注意したいものです。

おすすめの食べ合わせ +α

にんにく+豚肉

ビタミンB_1が豊富な食品と一緒にとると、体力増強効果がアップ。レバーや豆類などもおすすめ。

にんにく+ほうれん草

緑黄色野菜ととることで、がん予防効果の高まりが期待される。かぼちゃやにんじんなども◎。

青菜類

陰性
間性（チンゲン菜）

No.12

ビタミンやミネラルが豊富な〝超〟健康食品

◉鉄

ほうれん草に多く含まれる鉄は貧血予防に。鉄は酸素を全身に運び、細胞を活性化させる。

◉ビタミンE

細胞の老化を防止し、さらに血のめぐりをよくする作用がある。生殖機能の維持にも効果的。

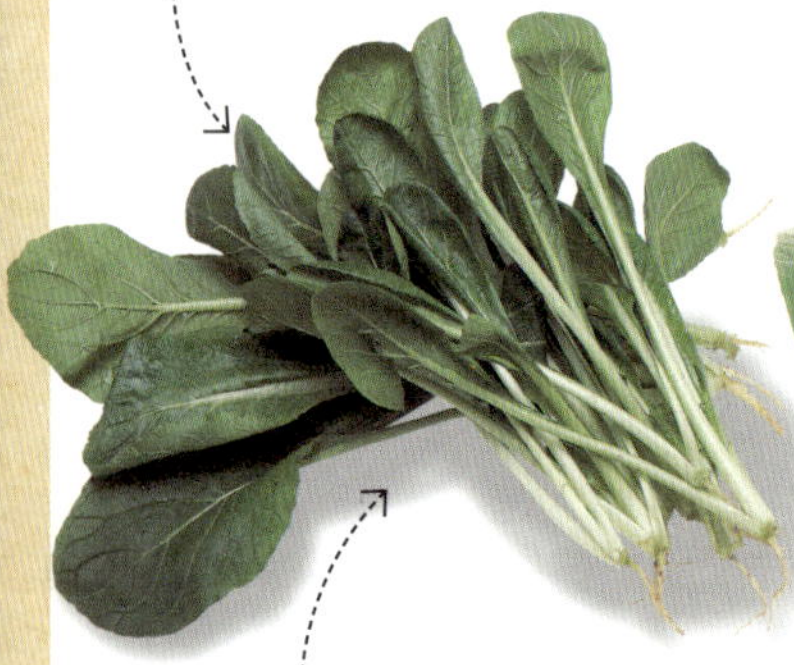

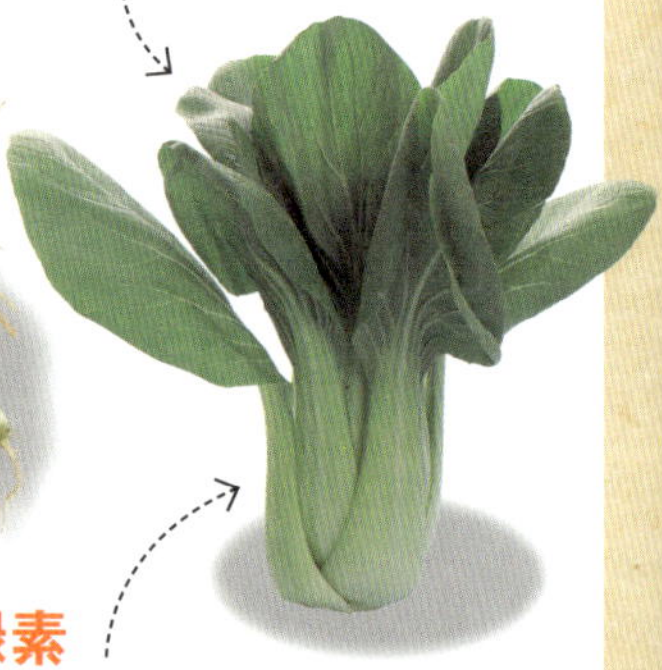

◉β−カロテン

緑黄色野菜に豊富に含まれる。冬の乾燥から粘膜や皮膚を守り、免疫力を高める。

◉葉緑素

緑色の天然色素。デトックス作用や抗酸化作用があり、コレステロール値を下げる働きも。

若返り&早死にしない効能

★老化防止 ★胃腸の機能強化
★貧血予防 ★がん予防 ★動脈硬化予防
★肌荒れ解消 ★生活習慣病予防
★骨粗しょう症予防

緑色が鮮やかな青菜類はビタミンやミネラルを豊富に含んだ超健康食品です。**緑色のもとである葉緑素には強い浄血作用と抗酸化作用があり、近年ではがん予防の効果も期待されています。**

ほうれん草はリジンやトリプトファンなどの動物性たんぱく質に似たアミノ酸が多く含まれ、たんぱく源になります。胃腸を浄化して再建を促す薬理作用があることも特筆すべき点です。アクが少なく調理しやすい**小松菜はカルシウムが豊富。**含有量はほうれん草の3倍以上です。

チンゲン菜にはビタミンEをはじめとするビタミン・ミネラルが多く、その抗酸化作用は生活習慣病予防に役立ちます。鍋に欠かせない春菊には、葉緑素の解毒作用と食物繊維による排泄作用があります。脂っこい食事の際は一緒に食べるとよいでしょう。独特の香りは自律神経に作用して胃腸の働きを高める効果があります。

おすすめの食べ合わせ +α

春菊＋たら

抗酸化作用のあるビタミンCは、細胞を作るたんぱく質と合わせることで肌荒れ解消や免疫力を高める。

小松菜＋ちりめんじゃこ

カルシウム豊富な小松菜にはちりめんじゃこをプラス。ビタミンDがカルシウムの吸収率を高める。

キウイフルーツ

陰性

No.13

ビタミンCはリンゴの17倍！

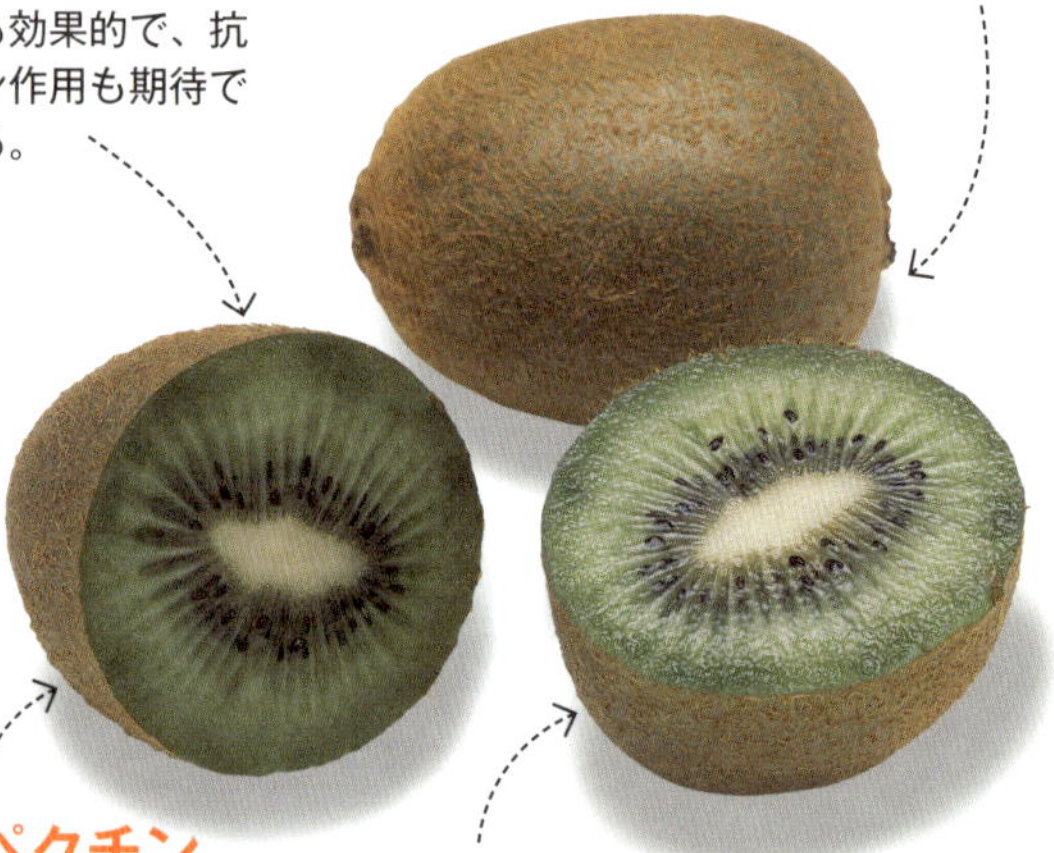

◉ビタミンC
肌荒れや風邪予防に働く。疲労回復にも効果的で、抗ガン作用も期待できる。

◉アクチニジン
たんぱく質分解酵素で皮付近に含まれる。たんぱく質の消化を促す。

◉ペクチン
食物繊維の一種で便通をよくし、老廃物の排泄を促す働きがある。

◉ビタミンE
ビタミンCと一緒に働き、抗酸化作用や動脈硬化を予防する。

若返り＆早死にしない効能

★老廃物の排泄　★がん予防
★脳卒中予防　★便通改善　★美肌
★消化促進

キウイフルーツは実は中国が原産。20世紀に入ってからニュージーランドに伝わり、改良を重ねて主産地となりました。

特筆すべきは、**ビタミンCの豊富さ。100g中に69mgと、含有量はリンゴの約17倍**。美肌はもちろん、疲労回復効果や免疫を高める働きもあるので、風邪予防にもおすすめです。

口に入れると舌がしびれることがありますが、これは**たんぱく質分解酵素のアクチニジン**によるもの。**たんぱく質の消化を助けるため、肉食に偏りがちな現代の食生活にはありがたい果物**です。肉料理の後にデザートとして食べると、胃もたれ防止に。

イチゴやイチジクなどと同じで、キウイフルーツは果肉の中に種子が含まれています。種の中にはさまざまな栄養素が含まれており、「生命のエネルギー」が凝縮されています。これは健康にとても有益な果実であることの証。

おすすめの食べ合わせ +α

キウイフルーツ ＋プルーン

ビタミンCは鉄の吸収を高める働きがあるため、鉄の豊富なプルーンと一緒にとるのがおすすめ。

キウイフルーツ ＋豚肉

肉料理の下味にキウイフルーツを使うと、アクチニジンの働きで柔らかな食感に。

ブドウ 間～陽性

No.14

疲労回復に効く「栄養剤」は点滴の主成分

◉ブドウ糖

ブドウの主成分。すぐにエネルギーに変わるため、疲労回復に効果的。

◉有機酸

ブドウには有機酸であるクエン酸、リンゴ酸などが含まれ、胃液の分泌を促し食欲を増進する。

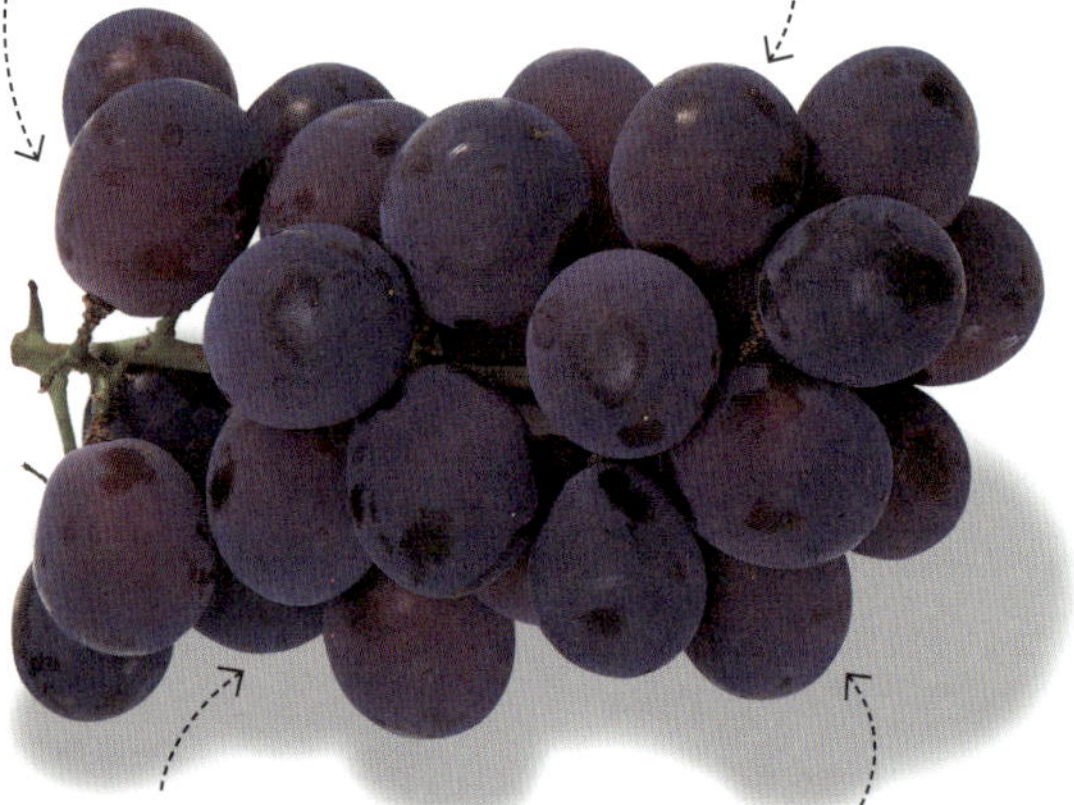

◉レスベラトロール

ブドウの皮に含まれるポリフェノールの一種。強い抗酸化力があり、高血圧の予防や肝機能の調整に働く。

◉カリウム

体内の水分量を調節する働きがあり、高血圧の予防やむくみ予防に。

若返り＆早死にしない効能

★疲労回復　★利尿　★むくみ防止・改善
★不眠症改善　★高血圧・心臓病予防

主成分はブドウ糖と果糖。**ブドウ糖には疲労回復効果があり、体内ですぐにエネルギーに変わる**ため、点滴の主成分として医療用にも利用されています。

近年発見されたのが、**皮に含まれるレスベラトロール**です。**強力な抗酸化作用があり、心臓病や高血圧などさまざまな病気の予防に有効**であるとされています。有機酸やビタミン、ミネラルも豊富に含まれ、まさに「栄養剤」といえる果物なのです。

イギリスでは熟したブドウの汁を「マスト」と呼び、疲労回復や利尿の民間薬として広く使われてきました。また、ドイツやオーストリアなどヨーロッパの自然療法病院や保養地では、ブドウの収穫期に4〜6週間ほどブドウだけを食べる「ブドウ療法」が行われています。

陽性体質の人はそのまま、もしくは生ジュースにして、陰性体質の人はケーキや干しブドウにして食べましょう。

おすすめの食べ合わせ +α

ブドウ ＋生ハム

ナトリウムを排泄しやすくするブドウは、塩分を多く含む生ハムと合わせると◎。

ブドウ ＋にんじん

β－カロテンが豊富なにんじんと組み合わせて、抗酸化作用を高める。

リンゴ 間～陽性

No.15

整腸作用だけでなく美容効果も期待できる！

◉ビタミンC

ストレスに対抗するホルモンの分泌作用や免疫力を高める働きがあり、風邪の予防や回復を助ける。

◉有機酸

クエン酸やリンゴ酸などには疲労の原因となる乳酸を減らす効果があり、疲労回復が期待できる。

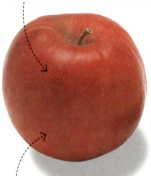

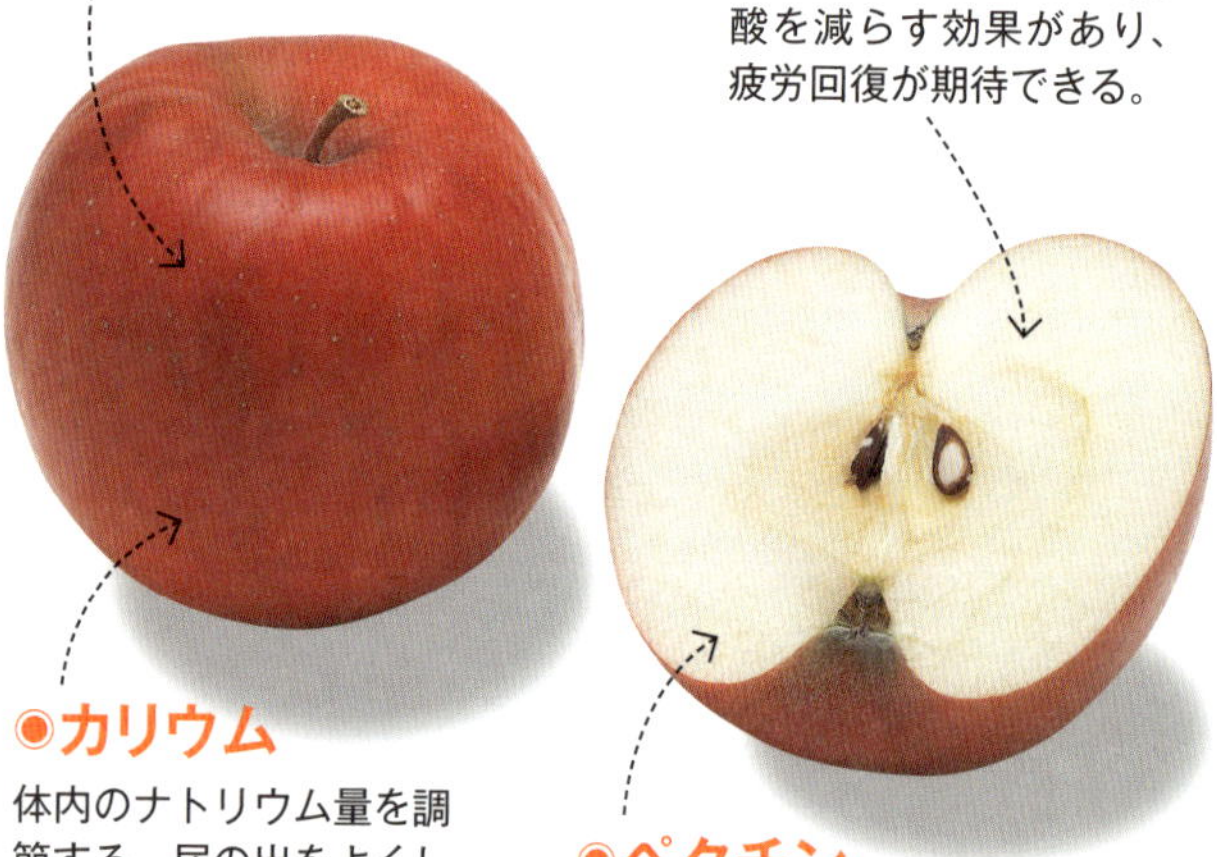

◉カリウム

体内のナトリウム量を調節する。尿の出をよくして、塩分を排出し血圧を下げる。

◉ペクチン

コレステロールを減らし、便秘解消にも効果的な食物繊維。炎症した腸の粘膜をカバーする働きも。

若返り＆早死にしない効能

★動脈硬化予防　★高血圧予防
★心臓病予防　★整腸作用　★炎症疾患
★二日酔い改善　★便秘解消

果物には体を冷やす陰性食材が多いものですが、リンゴは間〜陽性の食材。最近では美容効果にも注目が集まり、高級化粧品などにも使われるようになりました。

もちろん食用としても優秀で、**ビタミン類、同化されやすい糖類、酵素、有機酸、ミネラル類などがバランスよく含まれています。便通をよくしてコレステロール値を下げるペクチン、腸内の善玉菌を増やすオリゴ糖、活性酸素を除去するポリフェノールなども含有**しており、**がんや炎症、アレルギーなどさまざまな病気の予防や改善効果**があります。

日本でもよく知られる「1日1個のリンゴは医者を遠ざける」というイギリスのことわざは、まさに的を射ているといえます。ポリフェノールを多くとるためには、皮も一緒に食べましょう。繊維カスは栄養の吸収を妨げるので、ジュースにするときはミキサーではなくジューサーを使います。

おすすめの食べ合わせ +α

リンゴ ＋ヨーグルト

整腸作用抜群の最強コンビ。リンゴは皮ごとすりおろす。

リンゴ ＋クレソン

食欲増進効果のあるクレソンをプラスして、胃の働きを促進。

海藻類 間性

No.16

ミネラルたっぷりで野菜をしのぐ栄養価

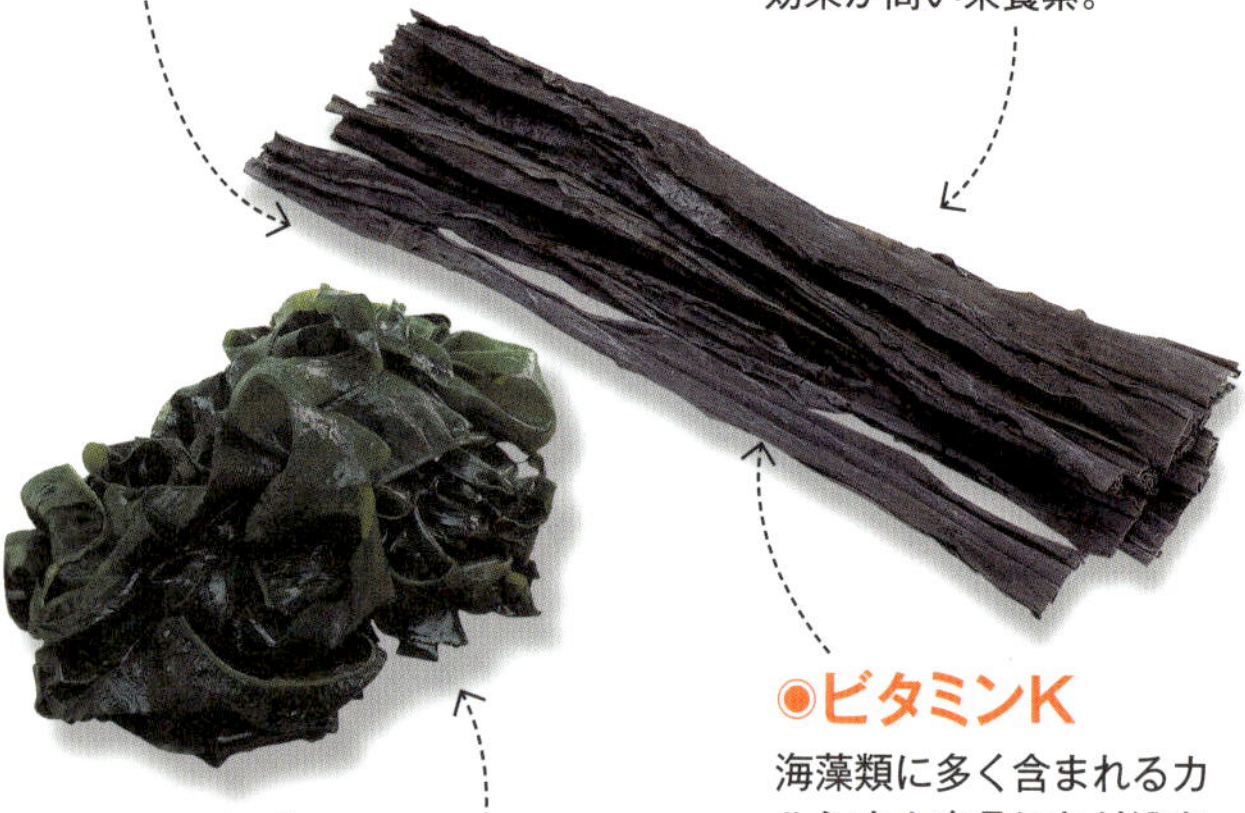

◉ヨウ素
甲状腺ホルモンを作って交感神経の働きを活発にし、新陳代謝を促す。毛髪、歯、皮膚の成長に。

◉αリノレン酸
体内でDHAやEPAへと変わり、がん抑制作用を発揮。生活習慣病の予防効果が高い栄養素。

◉ビタミンK
海藻類に多く含まれるカルシウムを骨にとり込む作用があり、骨粗しょう症の対策に効果的。

◉フコイダン
がん細胞に働きかけて自然消滅させるほか、転移を抑制し、免疫細胞を活性化させる。

若返り＆早死にしない効能
- ★コレステロール低下
- ★新陳代謝促進
- ★脂肪や糖の除去
- ★がん・老化・血栓予防
- ★降圧・強心・強肝作用

成分は野菜と似ているものの、ミネラル豊富な海中で光合成をする海藻は、栄養価の面では圧倒的に上。**心疾患や脳血管疾患などに有効な成分が多く含まれており、生活習慣病の予防に**はもってこい。

ナトリウムやカリウムなどミネラルが多量に含まれており、なかでも**ヨウ素**の多さは抜群。**新陳代謝を高めて若さと健康を保つ、甲状腺ホルモンの合成に不可欠な成分**です。特有のぬめりは**アルギン酸**によるもの。**コレステロール値や血圧を低下させ、塩分や毒素を排泄**します。

海藻類は種類もさまざまで、栄養素も若干異なります。のりには豊富なたんぱく質のほかにタウリンが含まれており、降圧、強心、強肝などの作用があります。ワカメが大量に含有するクロロフィルには、口臭予防のほか抗がん作用も。モズクに特に多いセレニウムも、強力な抗がん作用があります。

おすすめの食べ合わせ +α

海藻類 ＋芽キャベツ

ビタミンCを含む食品と一緒に食べると、鉄分の吸収力がアップし貧血予防に。

ワカメ ＋みそ汁

ワカメをたくさん入れて飲むと、イライラ防止に。抗がん効果も期待できる。

青魚 陽性

No.17

豊富なEPAやDHAで血栓予防・健脳に

◉EPA
魚の脂肪に含まれ、血液をサラサラにする働きをもつ。動脈硬化や血栓予防に。

◉DHA
脳を活性化させる効果があり、ボケ予防に。悪玉コレステロールなどを減少させる作用も。

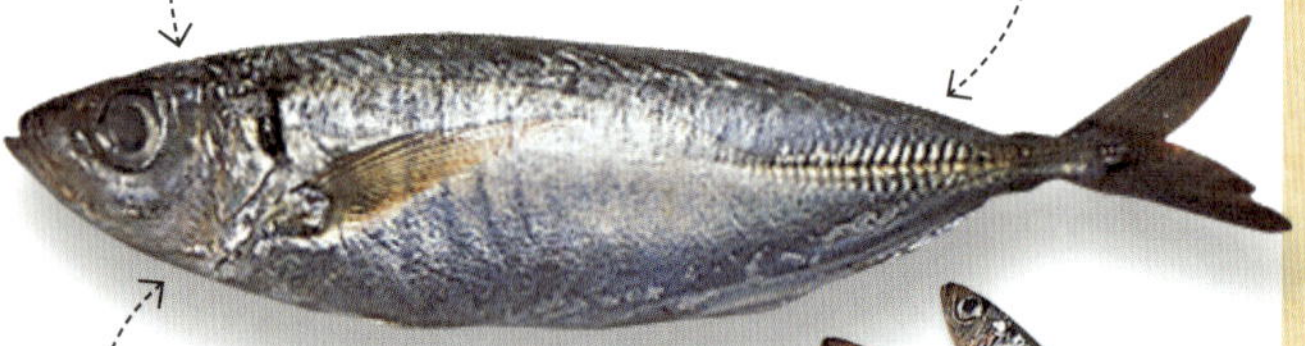

◉タウリン
アジに豊富に含まれ、動脈硬化やそれに伴う高血圧や心筋梗塞などを予防する。

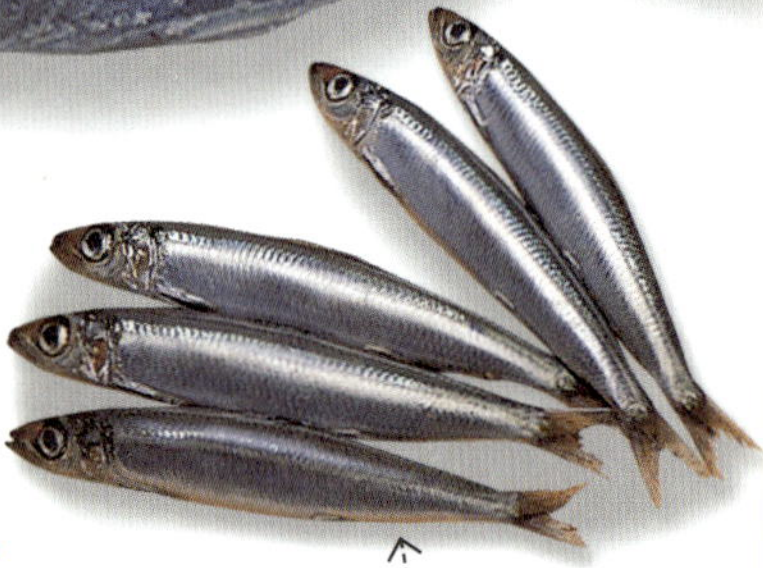

◉ナイアシン
脳神経や核酸の働きをよくし、脳を活性化させる。イワシに多く含まれる。

若返り＆早死にしない効能

★血栓予防　★健脳　★老化予防
★動脈硬化予防　★強肝　★夏バテ予防
★貧血の予防・改善

食生活の変化にともない、アジやイワシ、サバなど青魚の摂取量は減少しています。しかし、青魚には**健康維持に欠かせない必須脂肪酸のEPA（エイコサペンタエン酸）とDHA（ドコサヘキサエン酸）**が豊富に含まれており、積極的にとりたい食材のひとつです。

EPAは血液をサラサラにして生活習慣病を予防する働きに加え、アレルギー症状を予防・改善し、うつ病や認知症を改善する効果も期待されています。

DHAは脳の発達や機能アップに欠かせない成分です。中性脂肪や悪玉コレステロールを減らしてくれるため、動脈硬化や高血圧などの予防にも効果的。

そのほかにも、ビタミンやミネラルが豊富で、特に**アジには肝機能を高めるタウリンが、イワシには老化を予防するレチノールが含まれる**など、さまざまな栄養成分をもっています。

おすすめの食べ合わせ +α

イワシ ＋パプリカ

EPA、DHAにβ－カロテン、ビタミンが豊富なパプリカを合わせ、動脈硬化予防に。

サンマ ＋ワカメ

ワカメに含まれるカリウムは血圧を下げる働きがあり、高血圧、動脈硬化予防に。

サケ　陽性

No.18

体を温め、さまざまな老化防止にも効果大

◉アスタキサンチン

カロテノイドのひとつ。強い抗酸化力をもち、美肌効果やメタボ予防にも。

◉ビタミンD

カルシウムの吸収を助ける働きがある。免疫力を高めるためインフルエンザ予防に。

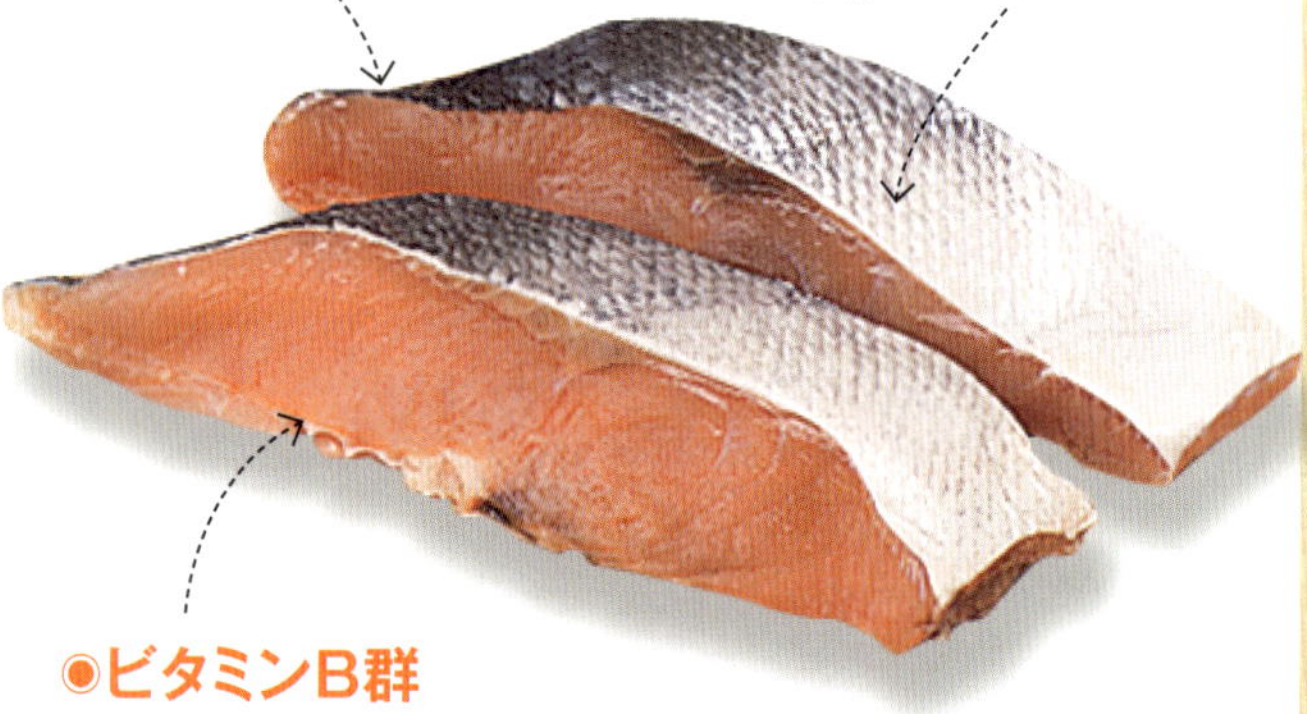

◉ビタミンB群

疲労回復効果のあるビタミンB_1、貧血を予防する作用のあるビタミンB_{12}などが含まれる。

若返り&早死にしない効能

★老化防止　★ボケ防止　★貧血改善
★肥満改善　★美肌　★風邪予防
★メタボ予防　★動脈硬化予防

同じサケ科のサケとマスは学問的には区別されていますが、流通では広くサケマス類という呼び方がなされています。

サケの赤い色のもとである**アスタキサンチンは、β－カロテンの約40倍、ビタミンEの約500倍もの抗酸化力**をもっています。

漢方の「相似の理論」から考えると、サケの肉は赤いため、**体を温め、かつ引き締める効果があり、冷え性や貧血、肥満の人には最適の食材**といえます。

カルシウムの吸収を高めるビタミンDに加え、魚のなかでは珍しく、ビタミンB群をすべて含んでいるのも特徴です。疲労回復、貧血予防などさまざまな効果が期待できます。

皮の下にはコラーゲンやEPA、DHAが豊富に含まれているので、皮も残さず食べましょう。

おすすめの食べ合わせ +α

サケ＋牛乳

サケのたんぱく質とビタミンDがカルシウムの吸収を助ける。

サケ＋ブロッコリー

抗酸化成分アスタキサンチンを倍増させるビタミンCが豊富なブロッコリーと一緒に。しみやシワの改善に効果抜群。

豆腐・納豆

陰性（豆腐）
陽性（納豆）

No.19
No.20

老若男女に効くベスト健康食品

◉ダイズレシチン
脂肪を代謝してくれるほか、脳の働きを活性化させる効果も。記憶力を高め、脳の老化防止になる。

◉リノール酸
豆腐にはリノレン酸も多く含まれており、ともに高脂血症を予防する働きが期待される。

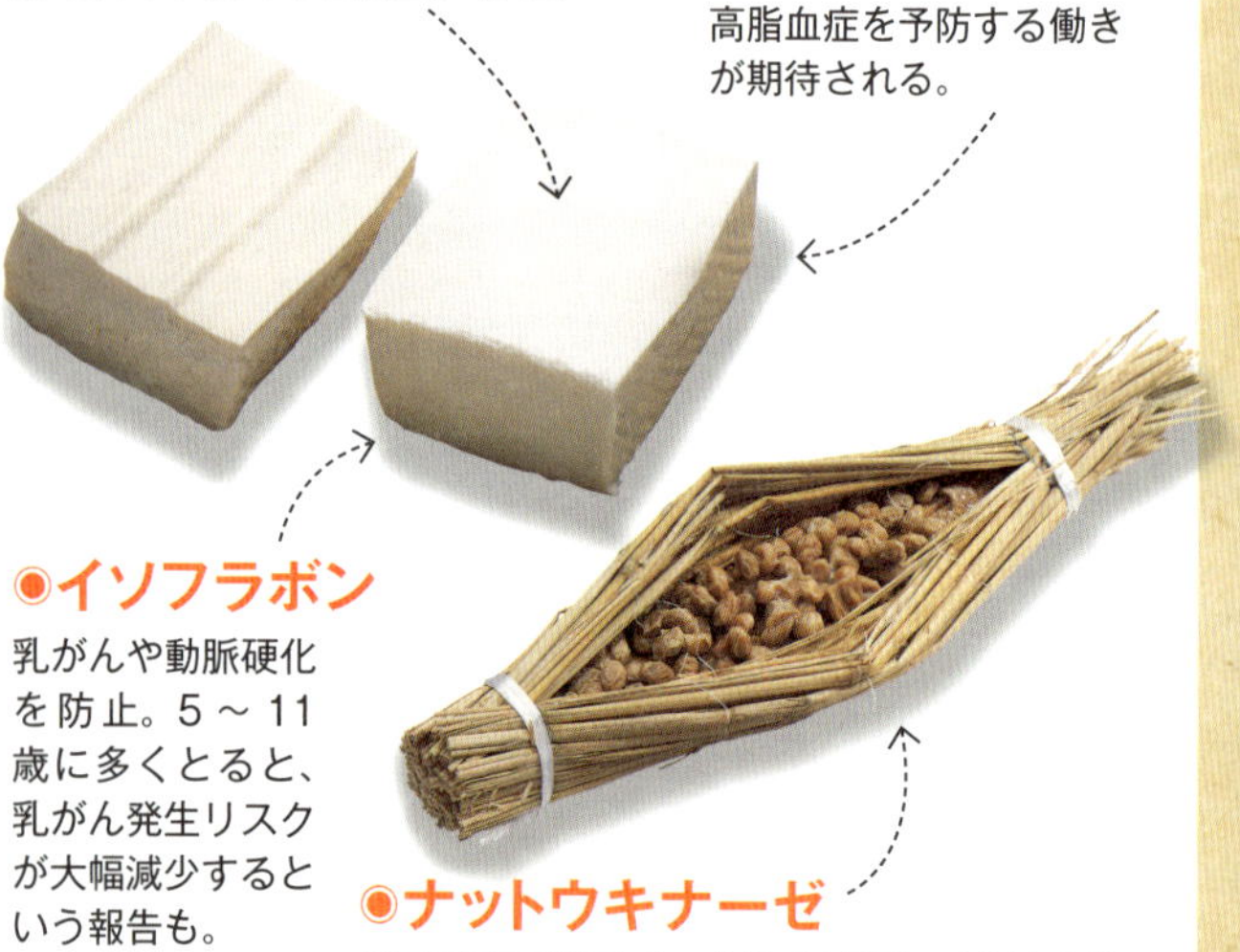

◉イソフラボン
乳がんや動脈硬化を防止。5～11歳に多くとると、乳がん発生リスクが大幅減少するという報告も。

◉ナットウキナーゼ
納豆特有の酵素で、血栓を溶解して血液をサラサラにするほか、がんを抑制する力もある。

若返り＆早死にしない効能
★高脂血症・血栓予防　★健脳
★栄養補給　★消化促進　★整腸作用
★がん予防　★滋養強壮・強精

栄養の豊富さから「畑の肉」と称される大豆。豆腐は、栄養価も消化吸収率も極めて高く、特に**消化吸収率はほぼ100％。やわらかいので、胃腸病の人にとっても絶好の栄養補給食品**です。

優れた植物性たんぱく質、高脂血症の予防効果のあるリノール酸やリノレン酸、脳の働きを上げるダイズレシチンのほか、カリウム、亜鉛、鉄、ビタミンB_1・B_2・Eなど、さまざまな栄養素がバランスよく含まれています。

納豆ができる過程で、たんぱく質を分解するプロテアーゼや脂肪を分解するリパーゼなどさまざまな消化酵素が生成されるので、納豆が消化によいのはそのためです。

納豆1パックには1000億個もの納豆菌が存在するといわれています。腸内の悪玉菌や病原菌が減り、下痢や便秘の改善や、発がん性物質の発生を抑える効果も期待できます。

おすすめの食べ合わせ +α

豆腐＋オクラ＋長いも

βーカロテンやムチンを含む食材を足し、栄養バランスがアップ。スープやサラダで。

納豆＋ねぎ

ビタミンAやCが豊富なねぎを加えると、栄養バランスがアップ。だいこんおろしや青のりなども◎。

ごま 陽性

No.21

若返りにも効く〝完全栄養食〟

◉リノール酸

血中コレステロールを取り除き、血管病を予防するが、過剰摂取は血栓症や動脈硬化を引き起こす。

◉オレイン酸

胃酸の分泌を改善し、腸の働きを高める。血中コレステロールを取り除き、血管病を予防する。

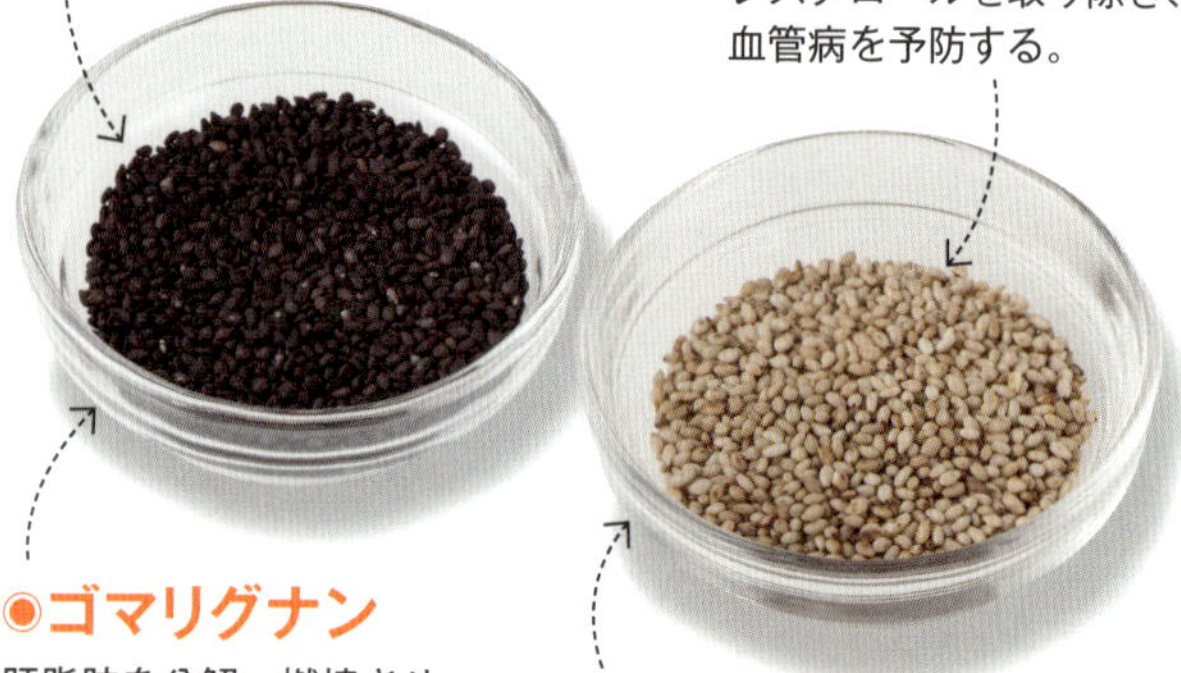

◉ゴマリグナン

肝脂肪を分解・燃焼させ、肝機能アップ。コレステロール値や血圧の低下作用、抗アレルギー効果も。

◉ビタミンB_2・E

ともに皮膚の新陳代謝を高め、ビタミンEにはメラニン色素を分解する作用も。美肌・若返りに。

若返り&早死にしない効能

★二日酔い改善　★貧血予防
★滋養強壮・強精　★老化防止
★美肌　★骨歯の強化　★肝臓病予防
★動脈硬化予防　★がん予防

料理では脇役に徹するばかりのごまですが、栄養価の高さと栄養素の多さはピカイチ。数少ない**完全栄養食**です。

成分の約半分を占めるのは、**リノール酸やオレイン酸といった脂質。動脈硬化やがん、肝臓病を予防する栄養素**です。ほかにも、**造血作用のある鉄分や銅、強壮作用のある亜鉛、疲労回復にいいビタミンB群、抗酸化作用があり若返りに効くとされるビタミンE、カルシウムやミネラル**も、豊富に含まれています。

さらに、黒ごまには**アントシアニン**という成分も含まれ、**抗酸化作用をもつポリフェノールで、活性酸素を除去し、血管病やがんを予防**する働きがあります。

なお、ごまは殻がかたく、そのまま食べても栄養素が吸収されずに排泄されてしまうので、すりつぶして使用すること。栄養価のロスを減らすためにも、料理の直前にすりつぶすとよいでしょう。

おすすめの食べ合わせ +α

ごま＋いんげん

ごまのセサミノールといんげんのβ－カロテンでがん予防に。

黒ごま＋粗塩

黒ごま8に対し、粗塩2の割合で炒ってすりつぶしたものを、ふりかけとして。白髪や抜け毛、精力減退に効く。

ヨーグルト 間性 No.22

骨歯を強くし、がんを制する強い味方

◉乳酸菌
腸内のビフィズス菌を増やし、整腸作用のほか、大腸がんなど種々のがんの発生を抑える作用も。

◉カルシウム
牛乳と同じく豊富に含まれており、乳酸と結びついて乳酸カルシウムに変化。吸収されやすい。

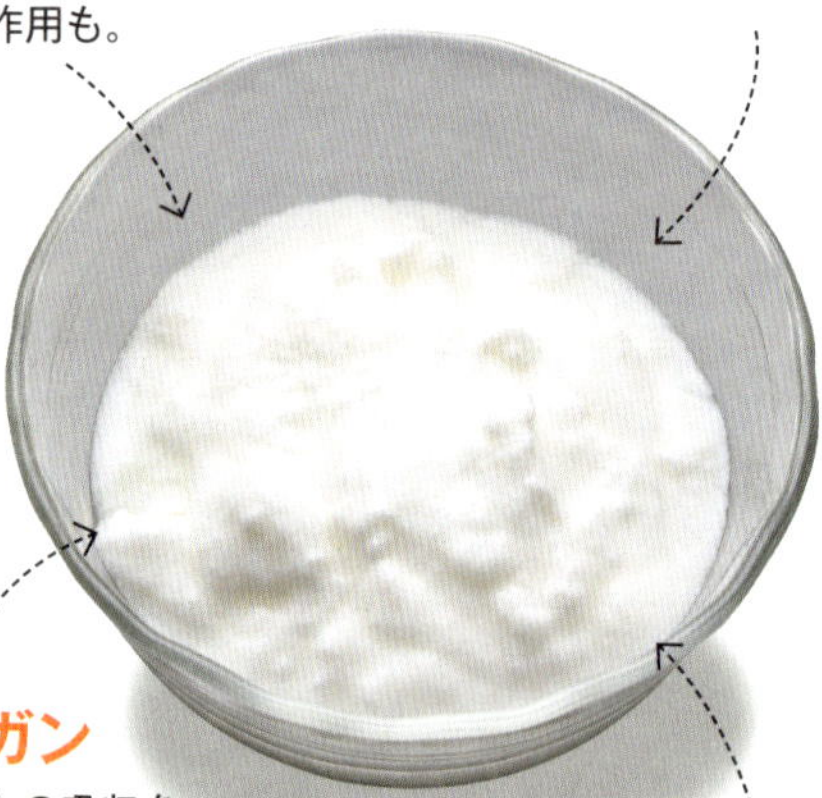

◉マンガン
カルシウムの吸収を促す働きがあり、骨歯の強化や骨粗しょう症の予防・改善が期待できる。

◉たんぱく質
牛乳のたんぱく質が乳酸発酵によりペプチドまで分解されており、消化吸収されやすくなっている。

若返り&早死にしない効能
★便秘・下痢改善　★がん予防
★高血圧改善　★整腸作用
★骨粗しょう症の予防・改善

ヨーグルトは、牛乳を乳酸菌で発酵させたもの。牛乳のたんぱく質、ビタミンA・B_2、カルシウムなどをそのまま含むだけでなく、乳酸菌によってたんぱく質や脂肪が分解されているのが特徴です。消化吸収されやすいのは、そのためです。

乳酸菌の働きは、それだけにとどまりません。**腸内のビフィズス菌を増やし、腸を整え、大腸がんを予防してくれます。**

最近の研究では、**腸内の免疫細胞に働きかけてインターフェロンを増やし、大腸以外にも種々のがんの発生を抑える**こともわかってきました。

さらに、**血中コレステロール低下作用や降圧作用も**報告されています。

ほかにも、カルシウムの吸収を促して骨や歯を強くし、骨粗しょう症の予防・改善に役立つマンガンも豊富に含んでいます。

おすすめの食べ合わせ +α

ヨーグルト＋はちみつ＋抹茶

ヨーグルト半カップに、はちみつと抹茶は小さじ1ずつ。花粉症の予防や改善に。

ヨーグルト＋リンゴ

食物繊維が豊富なリンゴと組み合わせることで整腸作用を高める。

黒糖・はちみつ

No.23

No.24

骨歯を強くし、脂肪を燃焼させる

陽性（黒糖）　間性（はちみつ）

◉ビタミンB_1

ブドウ糖を素早くエネルギーに変える働きがあり、短時間で脳や体の疲れを回復させてくれる。

◉カリウム

余分にとりすぎたナトリウムを体外に排出する働きがあるほか、血圧を下げる効果が期待できる。

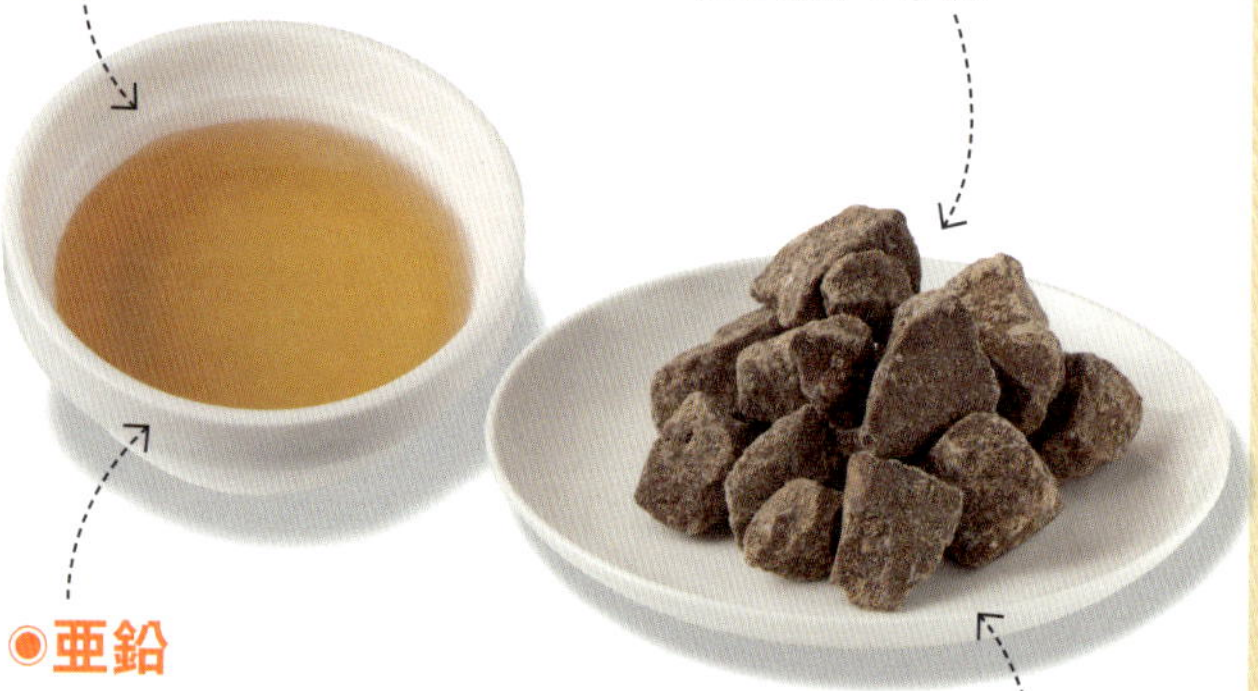

◉亜鉛

強壮作用のほか、新陳代謝を活発にし、肌細胞の生まれ変わりの促進や美白を維持する効果も。

◉カルシウム

黒砂糖のカルシウム含有量は、白砂糖の実に150倍。骨や歯を強くしてくれる。

若返り＆早死にしない効能

★エネルギー源　★骨歯の強化　★整腸
★殺菌　★鎮静　★入眠作用
★体を温める　★強壮

甘味というと「糖尿病・肥満・虫歯の原因になる」として避けられがち。特に白砂糖は99％が糖質からなり、ビタミン類やミネラル類もほとんど含まないため、敬遠されることが多いものです。

これに対し黒砂糖やはちみつは、**ビタミンやミネラルが豊富**。**糖質を体内で利用・燃焼させるのに必要なビタミンB_1やB_2のほか、カリウムや鉄、亜鉛などもたくさん**含んでいます。さらに**黒砂糖には、白砂糖の150倍ものカルシウム**が含まれ、虫歯の原因になるどころか、むしろ骨や歯を強くしてくれるのです。

一方、**はちみつには強力な薬効**があります。古代エジプト時代から解熱剤や下痢止めとして使われてきましたが、科学的にも**殺菌、鎮静、入眠、整腸などの効果**があることが証明されています。さらに最近では、イソマルトオリゴ糖ががんを予防する働きをもつことがわかってきました。

おすすめの食べ合わせ +α

黒砂糖 ＋しょうが汁

一緒に煮たものを冷ましてから飲むと、風邪予防、冷え性、貧血などに効果を発揮する。

ホットミルク ＋はちみつ

入眠作用があるため、寝る前に飲むと不眠に効果的。

コラム2

上手なお酒・おやつのとり方

「酒は百薬の長」という言葉は、適度な飲酒はどんな薬よりも健康にいいということです。たしかにお酒には体を温め、精神を安定させるなどの健康効果があります。しかし、飲み過ぎれば活性酸素を発生する「百毒の長」になってしまいます。

効果が望める１日の量は個人によって違いますが、一般的にいえばビールなら大ビン２本、日本酒なら２合、焼酎はお湯割りで３～４杯、ワインはグラスで２杯、ウィスキーならダブルで２杯くらいまで、と考えればよいでしょう。

また、おやつ、特に甘いものは、糖分なのである程度は体に必要なものです。ただし、食べすぎは厳禁。くれぐれも適量を心がけましょう。第２章で紹介している黒糖やはちみつ、ヨーグルトや、チョコレートを食べるのがおすすめです。

第3章

食事で病気や不調を改善・予防！

原因別おすすめ食材

肩こりや腰痛、だるい、眠れないなどついつい我慢しがちな不快な症状。これらの不調も食べ物で緩和できます。第2章の食材と組み合わせて、食事にとり入れましょう。

＊不調の種類別に「24食材」のうち、効果的な食材を表示しています。

血液をめぐる不調

最強の24食材

- きのこ類
- キャベツ
- しょうが
- セロリ
- だいこん（葉も）
- 玉ねぎ
- トマト
- にんじん
- にんにく
- リンゴ
- 海藻類
- 青魚
- 納豆
- ごま
- 黒糖

血行不良や血管の障害など、血液に関わることが原因の不調は多くあります。

原因はさまざまですが、肩の筋肉の血行不良から起こる肩こり。即効性の高い改善策は、体を温めるか、血管を拡張する食材です。腰痛は下半身の冷えからくる血行不良が要因。血流をよくする食材をとりましょう。足腰の筋肉の衰えからくるものの場合は、スクワットなどの運動も大切です。寝起きの悪い人も、実は低血圧が原因。体を温めて血流をよくすることで寝起きがグンとよくなります。

貧血には周知の通り、鉄分補給です。チョコレートやひじき、レバーなど色の濃い食材は鉄分が豊富に含まれています。銅（レバー、エビなど）や葉酸（ニラ、だいこん葉など）、ビタミンB_6、B_{12}（魚介類、レバー）も一緒にとるようにしましょう。

生理痛や更年期障害は、下半身の冷えによる血行不良が原因。**血流をきれいにして**

改善する作用に加え、ホルモンバランスを整える作用のあるセロリやごぼうが必須食材です。

また、血液や血管に関わる病気も、食事で予防することができます。例えば、**高血圧には塩分の排出を促すカリウム、血管を強くする抗酸化食材**などをとりましょう。

脳血管疾患には、コレステロール値を下げて血液をきれいにし、血栓を予防することが大切です。**EPAやDHAを含む食材**を積極的にとりましょう。

血栓や脳出血が原因である脳血管性認知症は、高血圧や脳血管疾患、糖尿病に気をつけ、抗酸化食材をとるようにします。

肩こり・腰痛

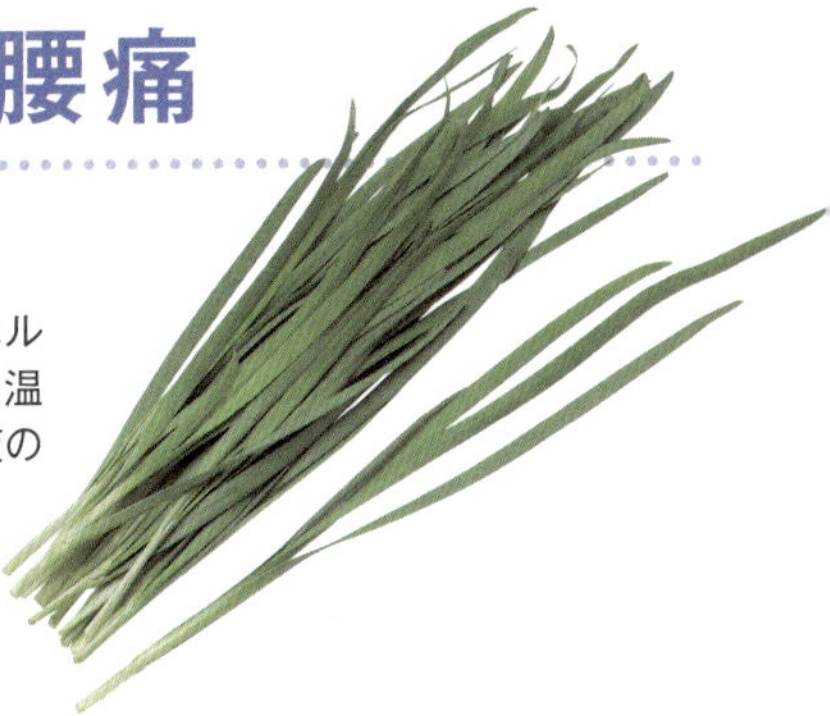

●ニラ

薬効成分アリシンがエネルギー代謝を高め、内臓を温めて機能を活発に。血液の循環を促します。

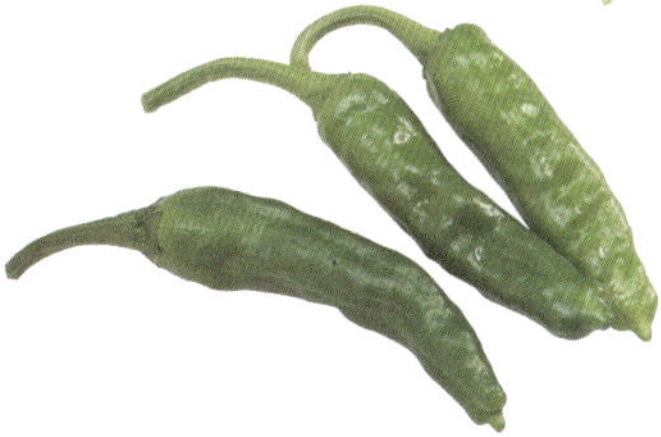

●とうがらし

辛味成分カプサイシンは、副腎を刺激して血液循環をよくします。代謝アップにも効果的。目覚めもよくなります。

肩こり・腰痛

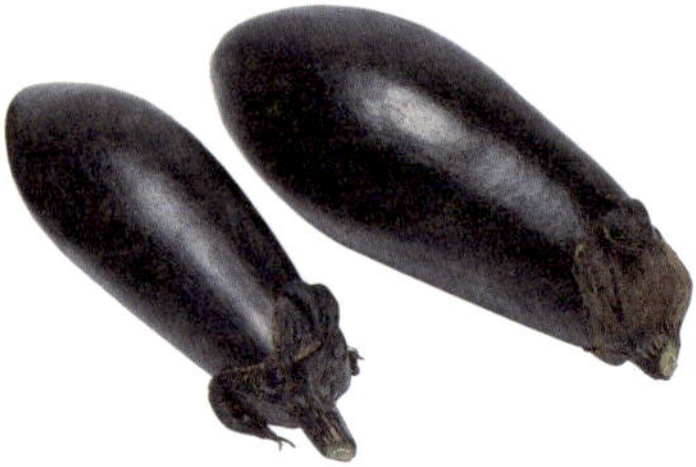

◉なす

毛細血管を強化し、また拡張して血流を促す効果のあるルチンを含みます。ルチンはそばやほうれん草にも含まれています。

◉アサリ

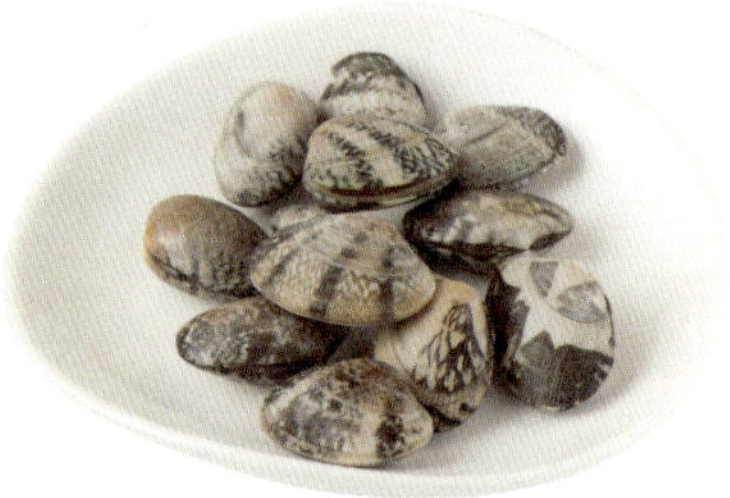

ビタミンB_{12}は末梢神経を補修し、腰椎の痛みを和らげる効果が。赤血球の生成に必要な葉酸の働きを助けるため、貧血にも。

寝起きの悪さ

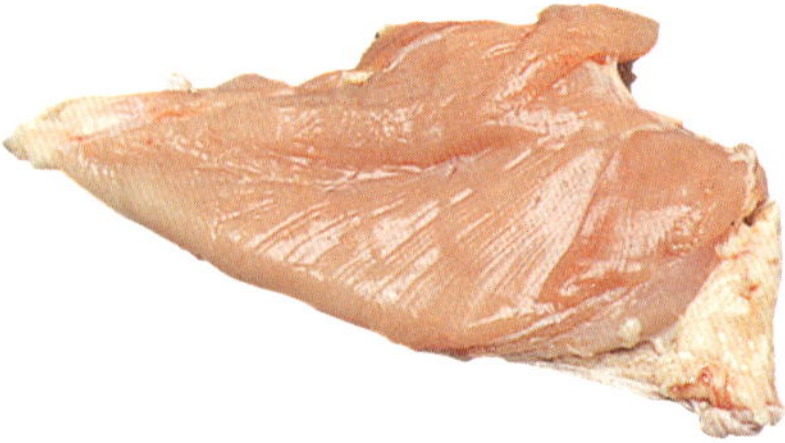

◉肉類

体を温める陽性食品で、牛豚鶏のどれでもよいでしょう。ただし、食べすぎは要注意。脂肪過多で血流を妨げます。

◉魚介類

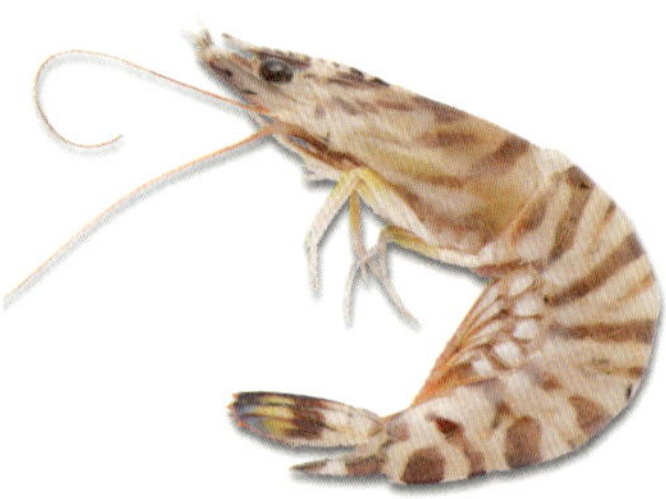

陽性食品のため、刺し身で食べてもよいですが、体の冷えが気になる人は焼いて食べましょう。

高血圧

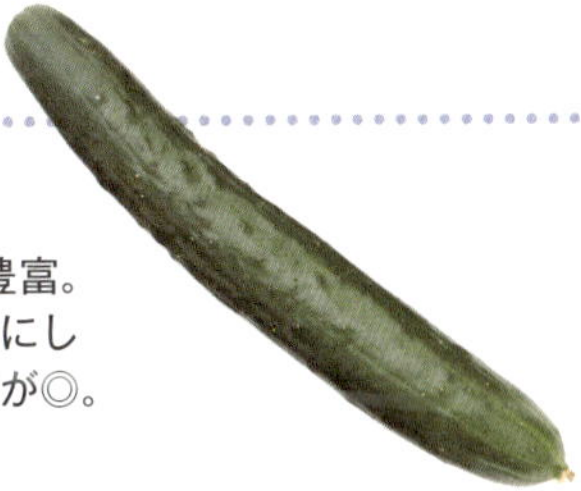

◉きゅうり

塩分の排出を促すカリウムが豊富。陰性食材なので加熱するか漬物にして。抗酸化食材と一緒にとるのが◎。

脳血管疾患

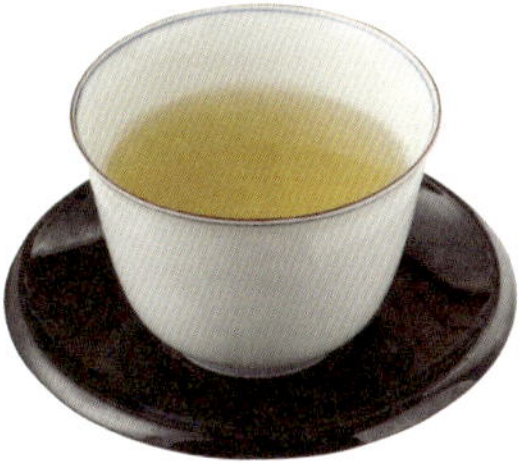

◉緑茶

豊富なカテキンが、食事中のコレステロールの吸収を抑えてくれます。血栓予防に。

認知症

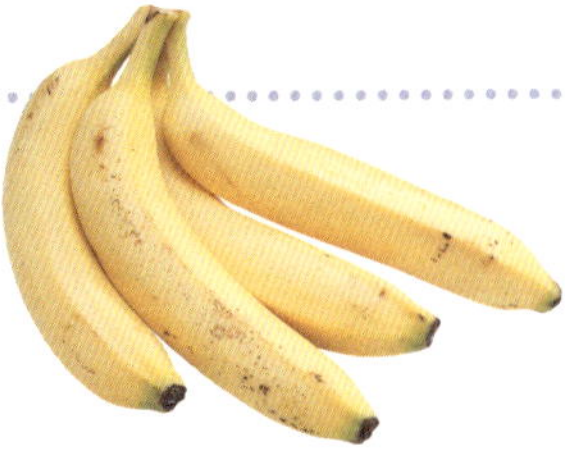

◉バナナ

脳血管性認知症は血栓や脳出血を予防しましょう。血圧を下げる働きのあるバナナを。

その他のおすすめ食材

貧血	▶プルーン、小豆、イクラ、ココア
生理痛・更年期障害	▶ごぼう、ニラ、プルーン、大豆、紅茶、みそ

冷えによる不調

最強の24食材

- きのこ類
- キャベツ
- しょうが
- セロリ
- だいこん
- 玉ねぎ
- トマト
- にんじん
- にんにく
- リンゴ
- 海藻類
- ごま
- 豆腐・納豆

冷えは万病のもと。冷えの改善で免疫力が向上し、さまざまな不調を緩和します。

冷えを改善するには、第一に色の濃い陽性食品をとること。**体を温めるしょうがや血管拡張作用のあるニラ、にんにく、玉ねぎなどのアリウム属野菜、造血作用のある鉄分、銅、ビタミンB_{12}を含む食材**を積極的に食べるようにしましょう。

また、副腎機能をアップする根菜類やアルギニンを含むごぼうやきゅうりなども一緒に食べたいものです。

頭痛は重大な病気が隠れている場合があるため、素人判断は禁物ですが、明らかな病気がない場合は冷えと水分が原因。体温め食材と血管拡張食材をとります。**血管を拡張する作用に加え、鎮痛作用のあるシナモンは頭痛にうってつけの食材**です。

体内に余分な水分がたまり、漢方でいうところの「水毒」の症状で体が冷えていることも。めまいやむくみ、花粉症などはその現れです。利尿作用のある食材で、水毒を解消します。

めまいには、小豆に含まれるサポニンや、昆布やワカメ、大豆に含まれるカリウムを。しょうが紅茶にシナモンを加えると、脳の血行をよくするため、効果てきめんです。**むくみや花粉症には発汗・利尿作用のあるしょうががおすすめ。漢方で使用される梨もよいでしょう**。きゅうりは利尿作用が高い食材ですが、体を冷やすので要注意。花粉症には腸内環境の改善も欠かせません。

肌荒れも冷えが原因。まずは体を温めて肌の血行をよくしましょう。更年期障害や生理痛がある人にとっても冷えは大敵です。

冷え性

◉塩

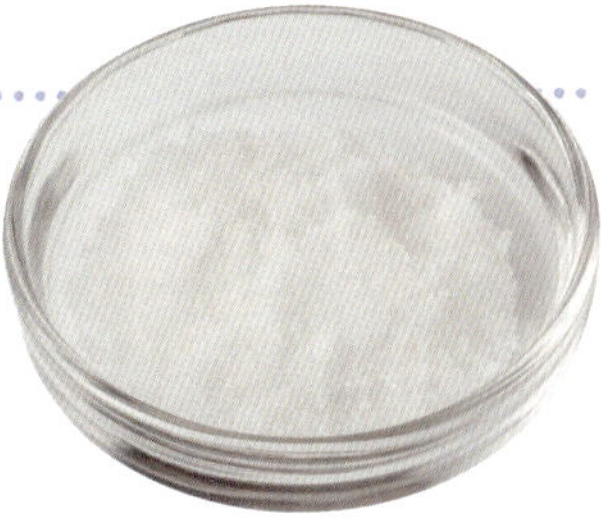

塩ならなんでもよいわけではなく、自然塩や天然塩でなければ、逆に体を冷やすことに。自然塩はミネラルも豊富です。

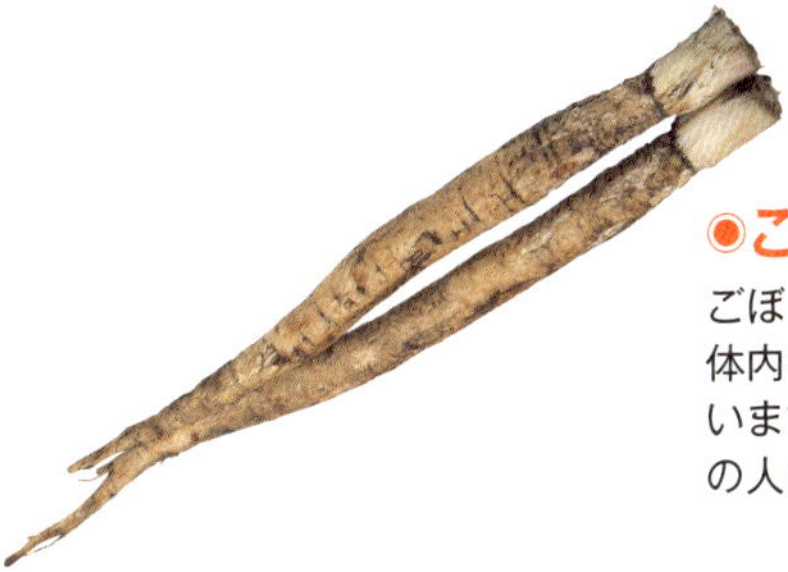

◉ごぼう

ごぼうに含まれるアルギニンは体内を活性化する作用をもっています。陽性食材なので冷え性の人にはもってこいの食材。

めまい

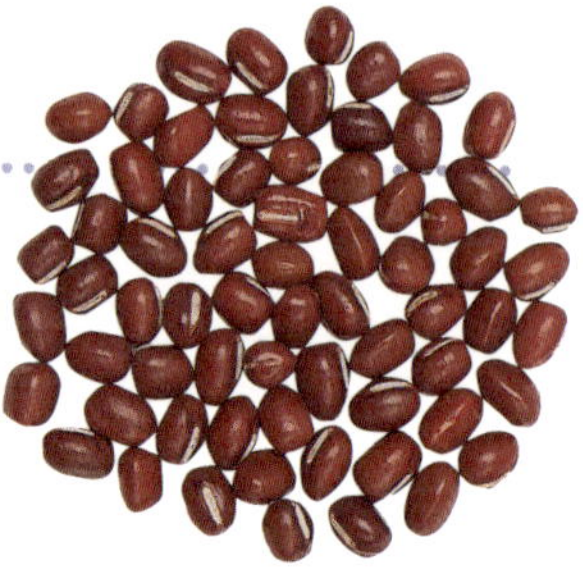

◉小豆

豆類に含まれるサポニンは種類によって効能が異なりますが、代謝を高める点は同じ。小豆サポニンは利尿を促します。

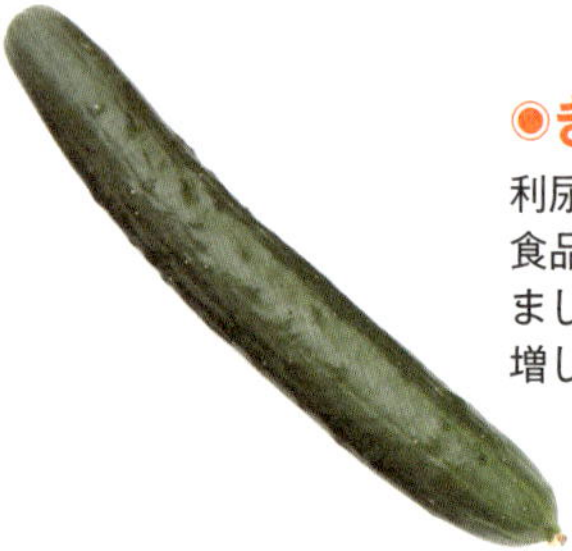

◉きゅうり

利尿作用のある食材ですが、陰性食品なので加熱するか漬け物にしましょう。体を温め、利尿作用が増します。

むくみ

◉梨

梨はカリウムが豊富なので高い利尿作用をもっています。漢方では利尿剤に用いられます。陰性食品なので食べすぎは禁物。

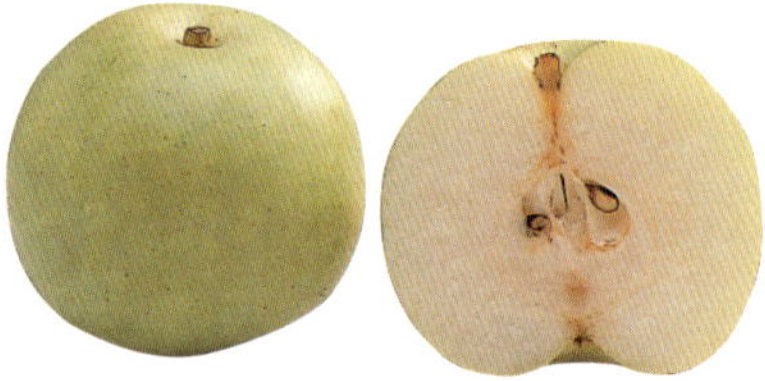

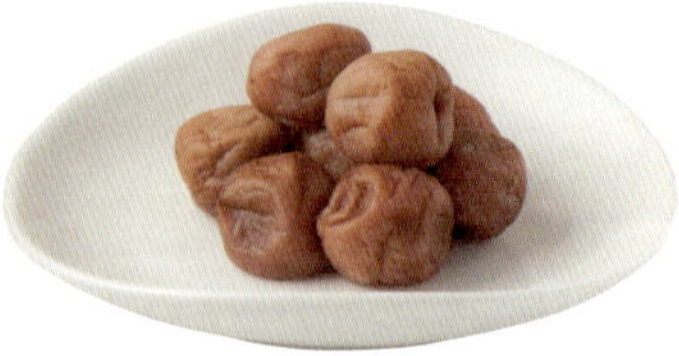

◉梅干し

クエン酸には利尿作用に加えて殺菌作用も。梅干しはクエン酸をはじめとする有機酸が多いため、お弁当によく使われます。

花粉症

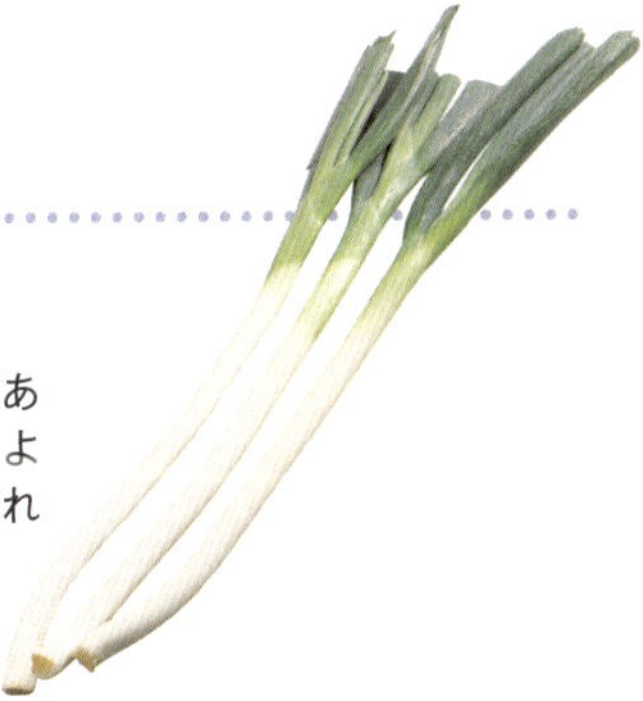

◉ねぎ

アリシンには発汗・利尿作用があります。芳香成分が鼻の通りをよくし、β－カロテンが花粉で荒れた粘膜を強化してくれます。

肌荒れ

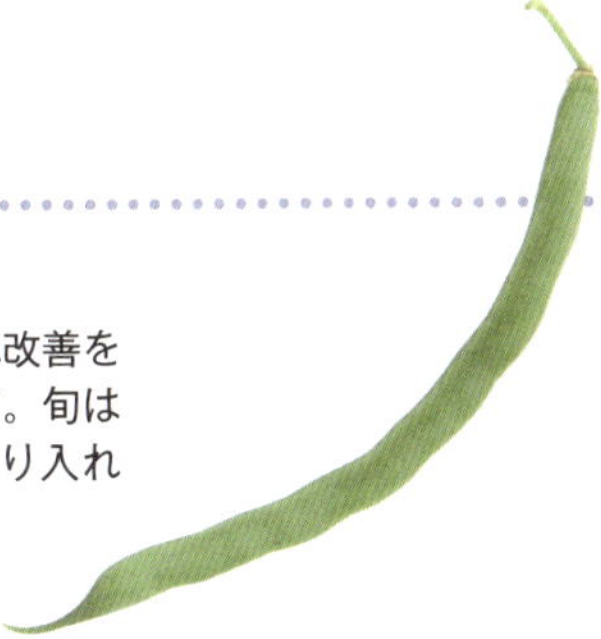

◉いんげん

食物繊維が豊富で、肌荒れ改善を含むデトックス食材として。旬は5～10月と長いので、とり入れやすい食材です。

肌荒れには、れんこん、はと麦、パセリ、プルーン、クルミもおすすめ

風邪

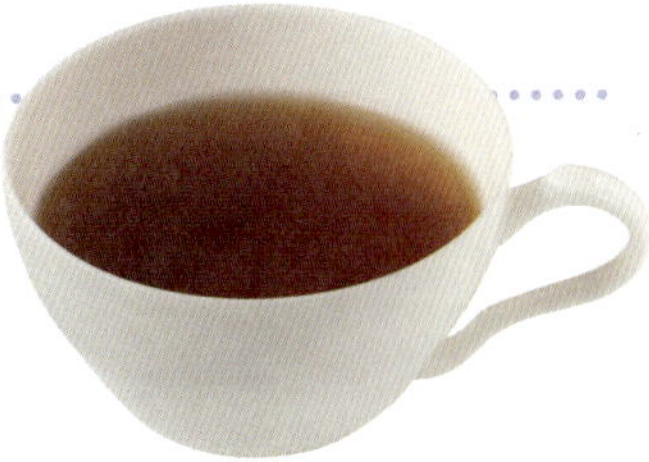

◉紅茶

陽性食品で体温め効果が高い飲み物です。風邪には体を温め、発汗・利尿作用のあるものをとります。

消化器官の不調

最強の
24食材

- いも類
- かぶ
- きのこ類
- キャベツ
- しょうが
- セロリ
- だいこん（葉も）
- 玉ねぎ
- トマト
- にんじん
- にんにく
- リンゴ
- 海藻類
- ごま
- 豆腐・納豆
- はちみつ

便秘や下痢など消化器官の不調で悩む人は多いもの。膨満感や胃もたれは機能性胃腸症のひとつで、立派な病気。がんにつながる危険性もあります。

そんな**胃もたれの救世主は、だいこん、かぶ、山芋**。これらに含まれる**ジアスターゼが消化酵素として働き、消化不良を改善**します。ただし、熱に弱い成分なので加熱の際は短時間で。**リンゴに含まれるリンゴ酸、キャベツや卵に含まれるビタミンUも効果的**。胸やけにもおすすめです。

シクシク痛んで辛い胃痛には、まずは胃の粘膜強化を。キャベツやレタスなどで胃腸の粘膜代謝を活性化し、粘膜の修復を促すビタミンUをとりましょう。特に病気もなく日常的にお腹を下す場合は、水分のとりすぎや冷えが原因。整腸作用のあるオリゴ糖やペクチンなどをとりましょう。便秘には食物繊維。はちみつや玉ねぎに含まれるオリゴ糖なども食物繊維の一種です。

胃もたれ・胸やけ

◉レタス

ビタミンUには、胃酸の分泌を抑え、胃の粘膜の代謝を上げて、胃壁を正常にする作用があります。青のりもおすすめ食材です。

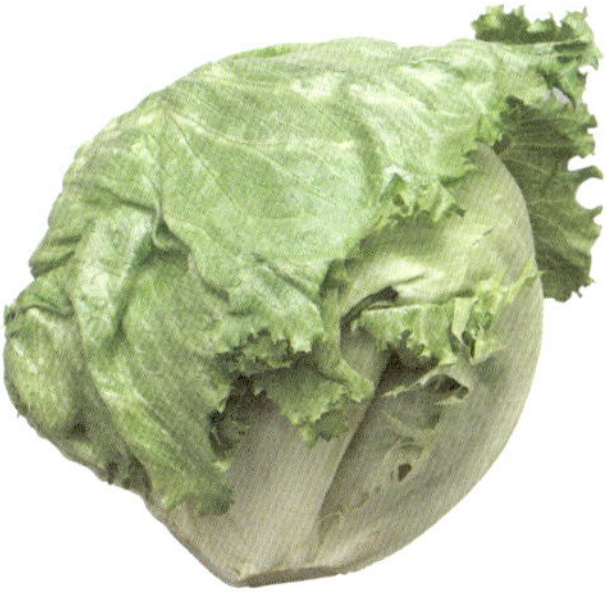

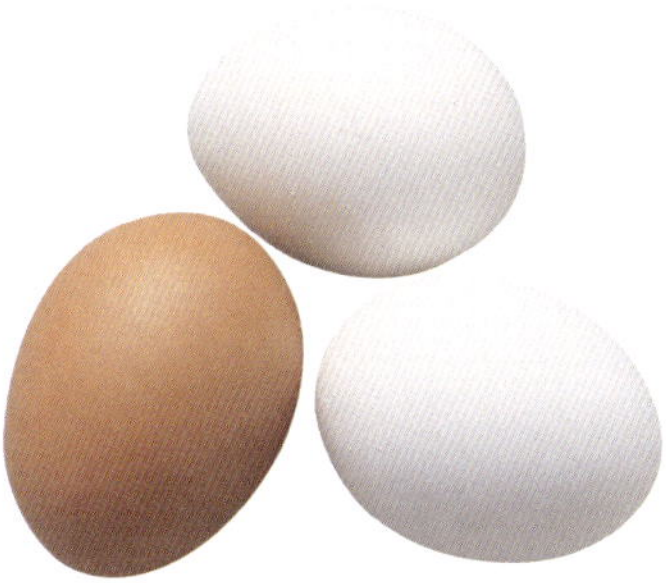

◉卵

卵もビタミンUを含みます。ビタミンC、食物繊維以外のすべての栄養素を含む完全栄養食品です。

胃もたれには、アスパラガス、山椒、牛乳もおすすめ

胃痛

◉れんこん

胃腸の粘膜を強化するムチンを含みます。意外なところでは、ビタミンCの含有量はレモンに匹敵するほど。

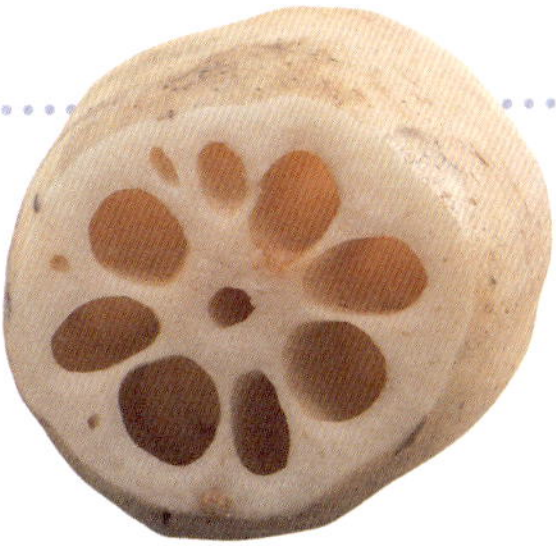

胃痛

◉牛乳

胃に負担がかからず、胃液の酸性度を抑え、胃壁を保護する作用もあります。ホットミルクにして食間に飲みましょう。

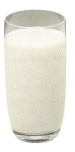

胃痛には、アスパラガス、オクラ、パセリもおすすめ

下痢

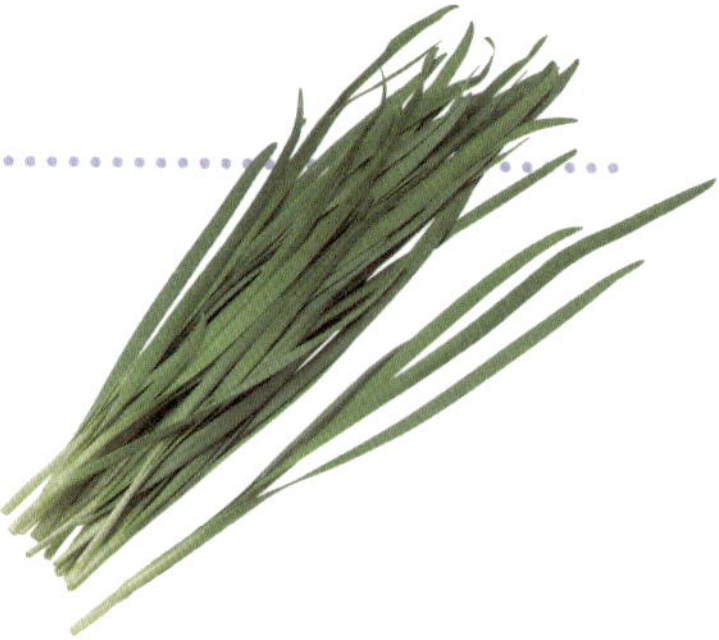

◉ニラ

下痢をするとおへその下が冷たくなるのは、冷えが原因です。体温め食材のアリウム属野菜をとりましょう。

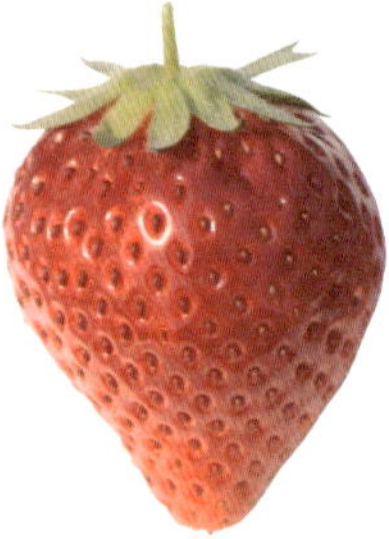

◉イチゴ

果物に含まれる食物繊維の一種がペクチンです。整腸作用もありますが、熱に弱いので生のまま摂取しましょう。

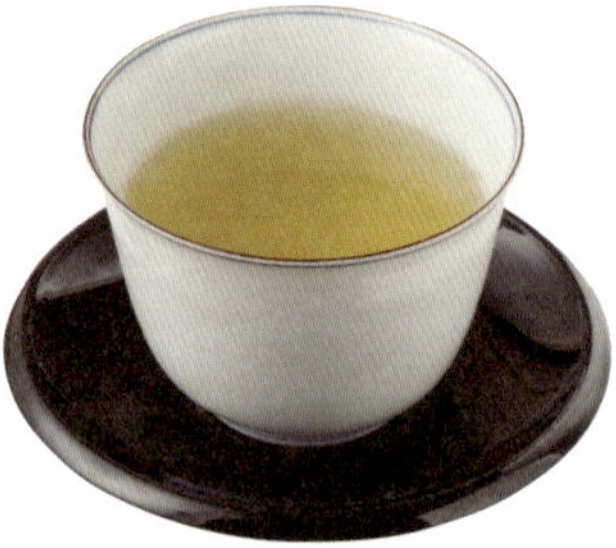

◉緑茶

緑茶は陰性食品のため、タンニンの下痢止め作用を活かすには、いれたての温かいお茶を飲みます。

便秘

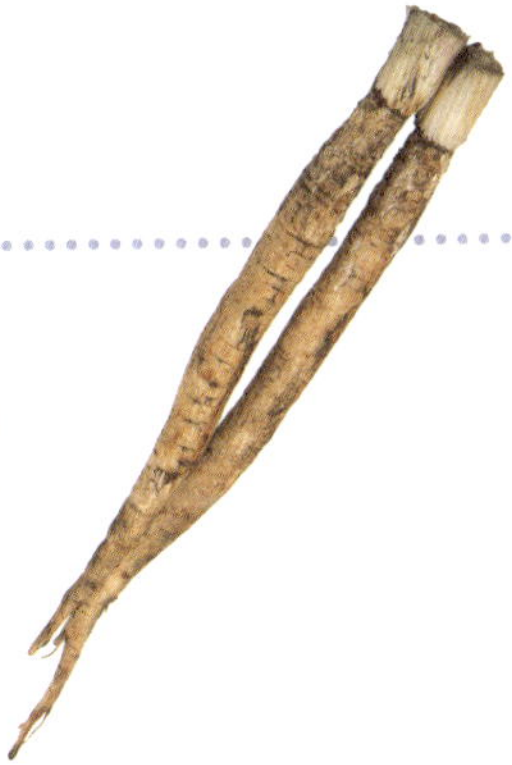

◉ごぼう

ごぼうの成分のほとんどは、食物繊維のイヌリン。イヌリン以外にも水溶性、不溶性の食物繊維がたっぷり含まれます。

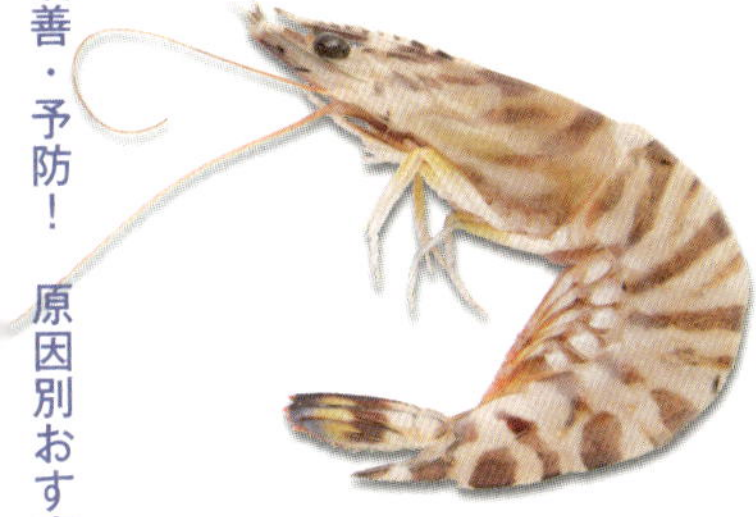

◉えび

殻に含まれるキチン・キトサンはキチンとキトサンという2つの多糖類からなる物質。腸内をきれいする作用があります。

◉かぼちゃ

食物繊維が豊富で、便秘解消によって糖尿病や大腸がんの予防にも。ビタミンEやβ－カロテンで血行不良にも効果的です。

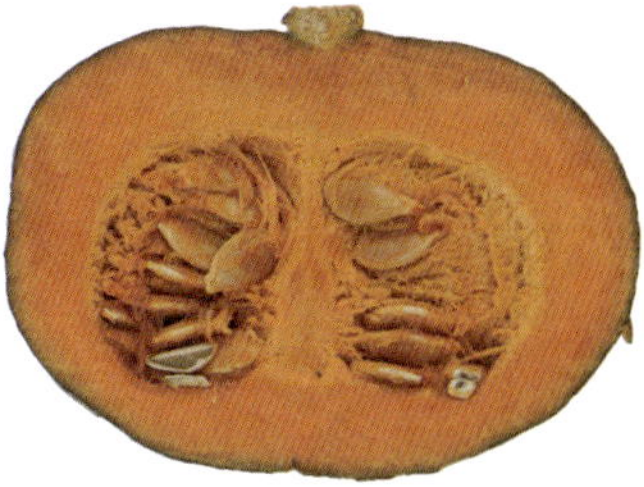

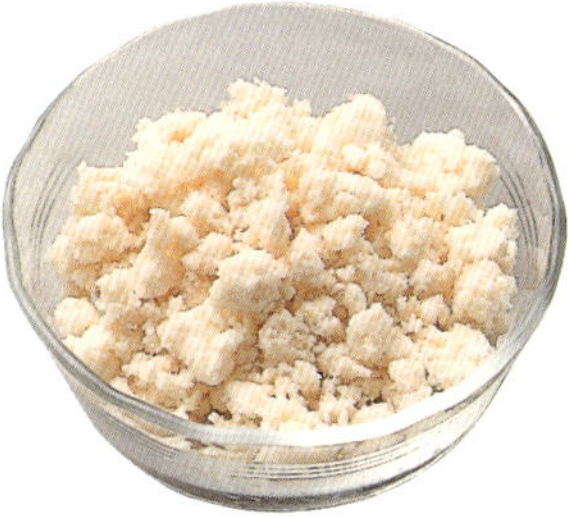

◉おから

食物繊維に加えて、大豆オリゴ糖も豊富に含まれるため、お腹の調子を整えてくれます。

ストレス・精神的な不調

最強の24食材
- しょうが
- にんにく
- 海藻類
- 納豆
- ごま
- 青魚

現代生活にはストレス因子が溢れています。**ストレス軽減には、しその葉としょうが**を。漢方で処方される抗ストレス薬の「半夏厚朴湯《はんげこうぼくとう》」にも含まれています。これは、しその香味成分であるペリルアルデヒド、しょうがのジンゲロンとジンゲロールが脳の血流をよくするため。また、ゆずも抗ストレス食材として大変優秀です。

このほかにも、**アリウム属野菜に含まれるアリシンは脳の血流を改善**します。**ビタミンB群は脳や神経に作用して、ストレス解消を助けてくれます**。

うつ病は精神疾患ですが、ビタミンB_6、B_{12}や葉酸などの栄養素には予防効果があります。しじみや赤貝などに含まれるビタミンB_6、鶏レバー、焼きのり、枝豆などに含まれる葉酸は、神経過敏や集中力低下を抑えます。また、とうがらし、にんにくなどに含まれるビタミンB_{12}は神経伝達物質の合成に欠かせません。

ストレス過多

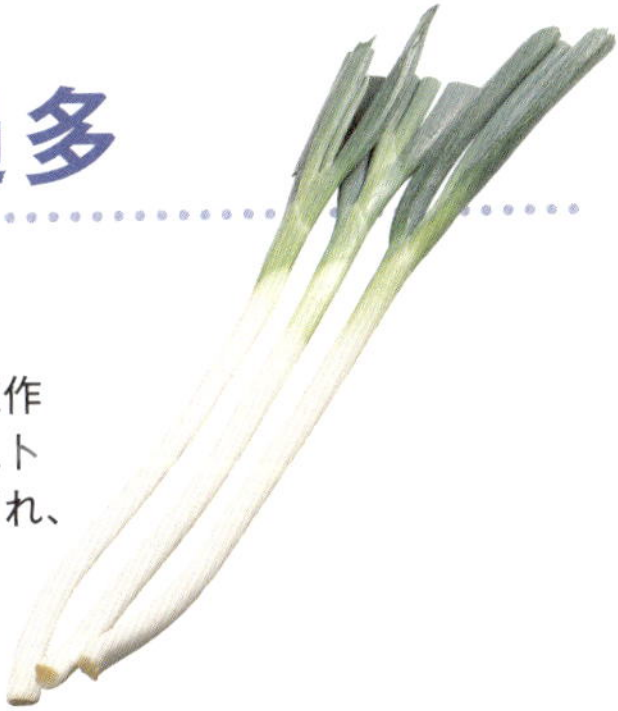

◉ねぎ

血液の循環を促し、発汗・利尿作用を高める効果があります。ストレスで滞った脳の血流が改善され、ストレス解消を助けます。

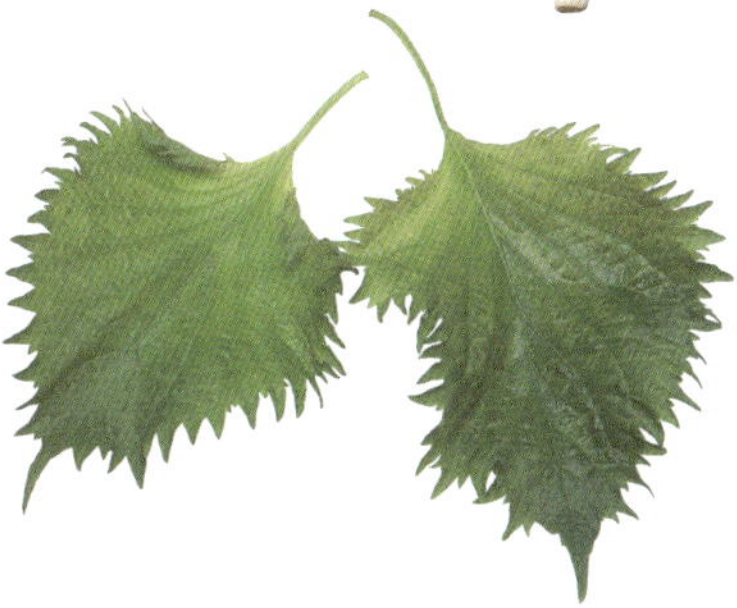

◉しそ

ノイローゼやうつ病に使われる漢方薬の主成分で、神経を落ち着かせる作用を持つ食材です。

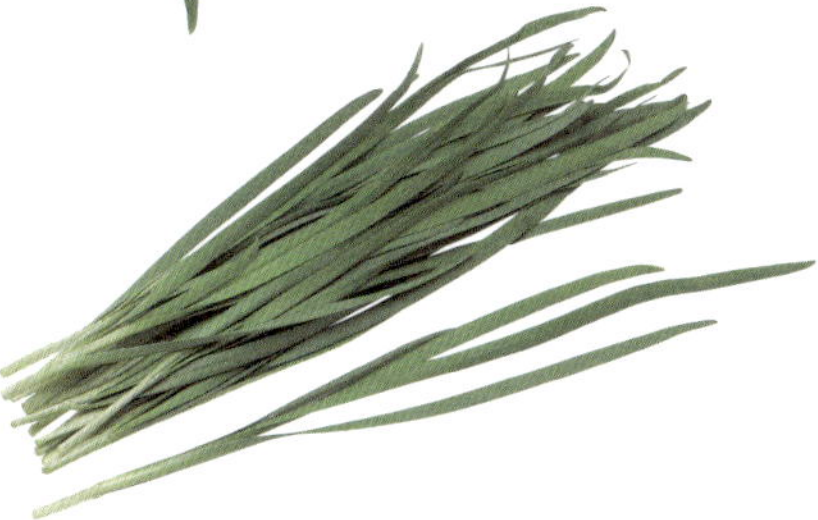

◉ニラ

ニラなどのアリウム属野菜に含まれるアリシンは、脳の血流を改善します。ビタミンB群も含みます。

ストレス過多には、青のり、アスパラガス、牛乳もおすすめ

その他のおすすめ食材

うつ病	枝豆、とうがらし、ピスタチオ、シジミ、すじこなど

倦怠感・慢性疲労

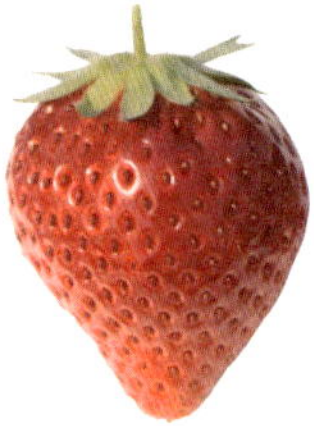

◉イチゴ

果物の中で最もビタミンCの多いイチゴ。ビタミンCは免疫力を高め、疲労回復効果も。ミネラル豊富なはちみつと一緒に。

◉卵

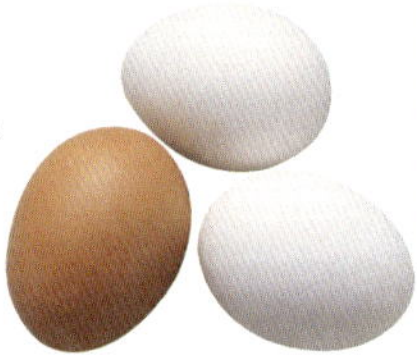

良質なたんぱく源であり、古くから滋養強壮のため珍重されてきました。アリウム属野菜と合わせてもよいでしょう。

不眠

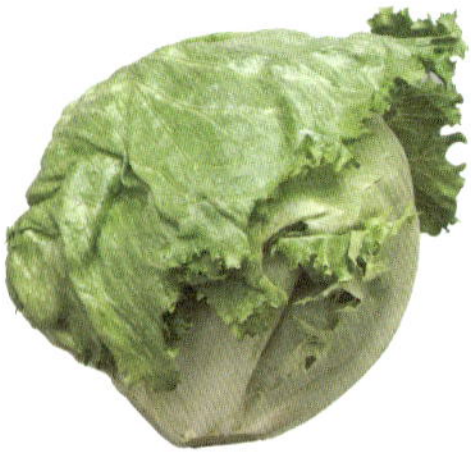

◉レタス

ラクツコピクリンという鎮静物質が含まれます。神経の高ぶりを鎮める効果のあるGABAを含むウィスキーもおすすめ。

◉豆乳

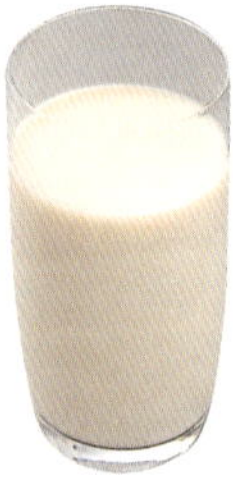

トリプトファンから作られるメラトニンが眠気を促します。ホット豆乳にして。しらす干しやチーズ、ごまにも含まれます。

最強の24食材

- きのこ類
- キャベツ
- しょうが
- だいこん（葉も）
- 玉ねぎ
- トマト
- にんじん
- にんにく
- 青菜類
- リンゴ
- 青魚類
- 豆腐・納豆
- ごま

加齢臭

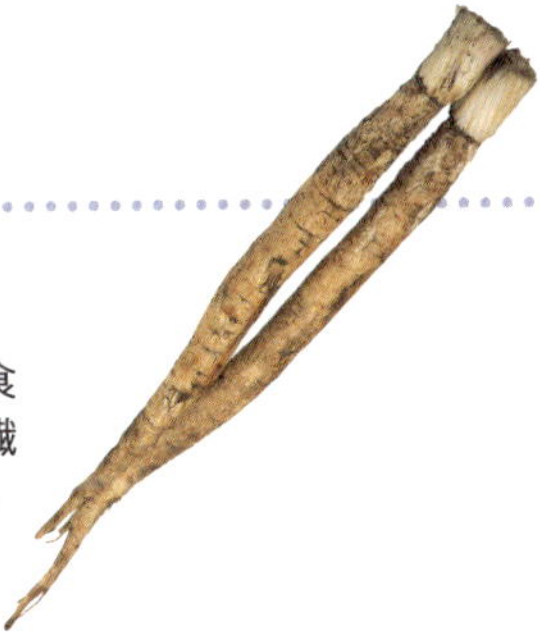

●ごぼう

加齢臭のもとは腸内に滞留した食べ物カスによる腐敗ガス。食物繊維で腸内環境を改善しましょう。

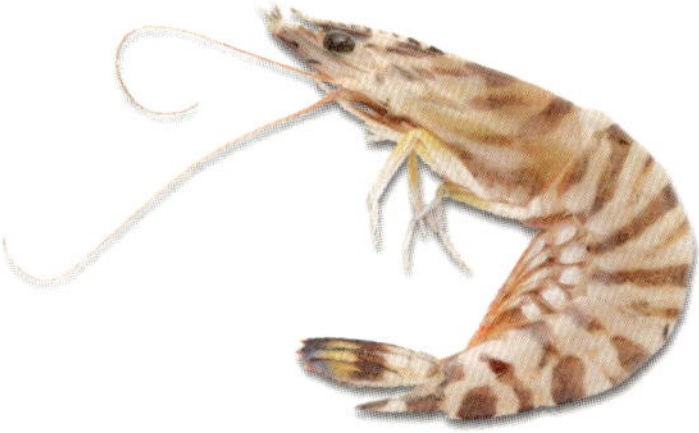

●エビ

食物繊維のキチン・キトサンは甲殻類の殻に含まれます。殻ごと食べられるメニューにしてとりましょう。

飲み過ぎ・二日酔い

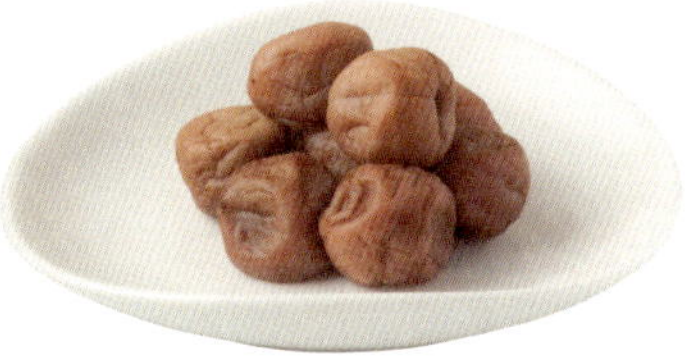

●梅干し

クエン酸などの有機酸がもつ利尿作用が効果的。梅干しとしょうが、しょうゆで作る梅醤番茶は効果てきめんです。

●スモモ

利尿作用のカリウムやクエン酸を含み、血行促進作用も。夏が旬ですが、疲労回復効果もあるので夏バテにも。

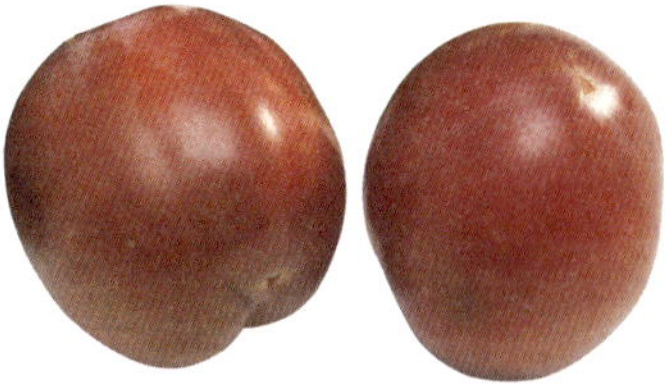

口内炎

◉牛乳

免疫力を高めるビタミンB群をはじめ、ビタミンAやラクトフェリンなどの成分が豊富。ビタミンAはうなぎやレバーにも。

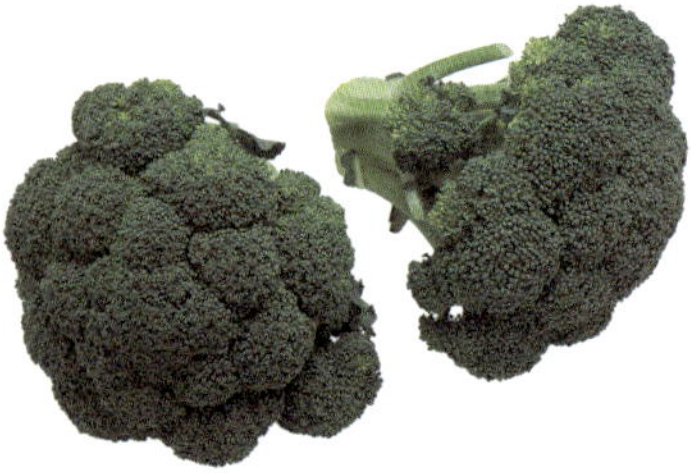

◉ブロッコリー

豊富なビタミンCで免疫力強化に。柑橘類やイチゴ、パプリカなどにも豊富です。

眼精疲労

◉もやし

漢方では「肝は目に通ず」といわれ、肝機能アップが必須。もやし、みそ、ニラ、タウリンを含むエビやタコなどがおすすめ。

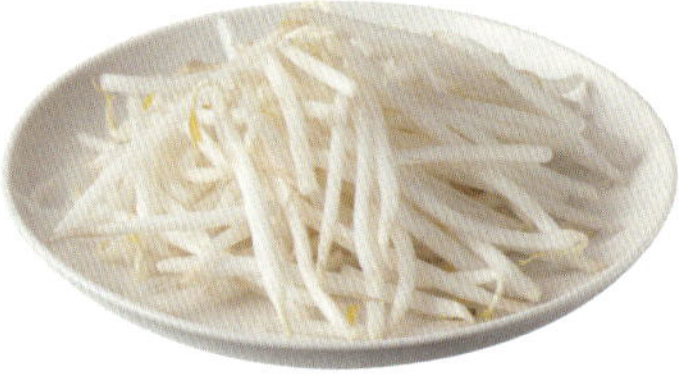

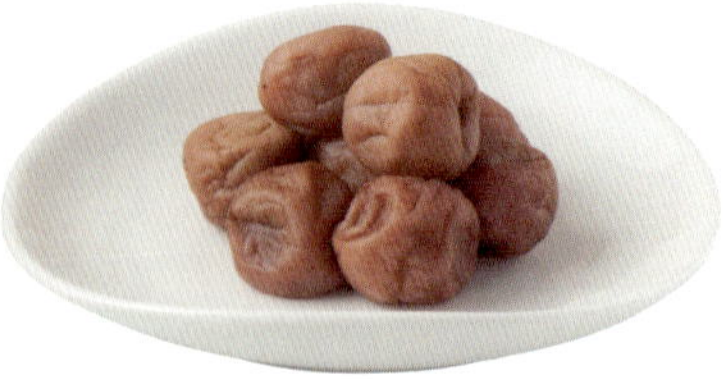

◉梅干し

複雑な目の働きをよくするためには、大量の血液が必要です。梅干しやみそ、アリウム属野菜で血液循環をよくしましょう。

肝硬変

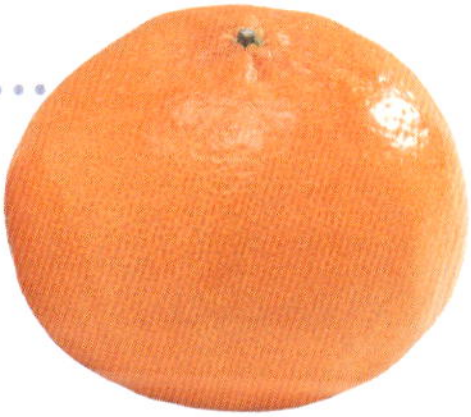

◉ミカン

イノシトールで脂肪肝の予防に。キャベツやトマトもおすすめです。豆類には肝機能障害を改善するサポニンが豊富。

糖尿病

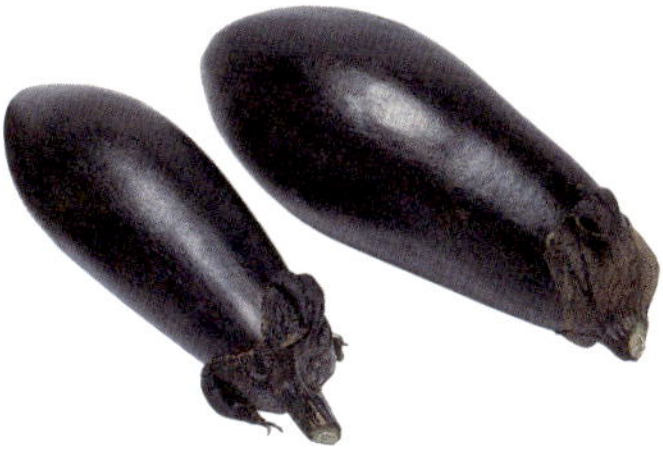

◉なす

ルチンが膵臓の働きを高め、糖質の消化を助けます。そばやほうれん草にも。

がん

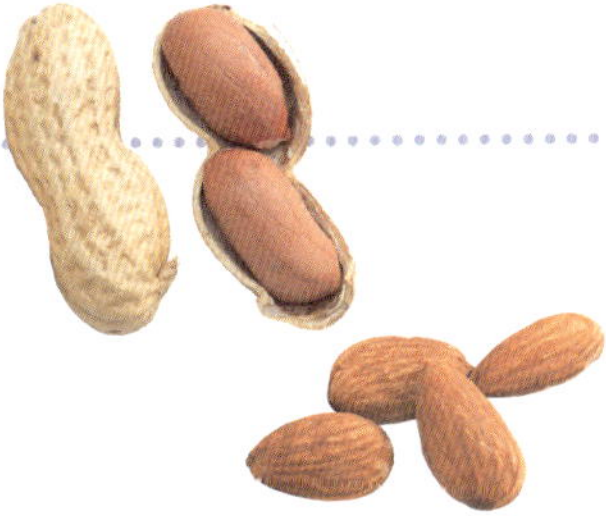

◉ナッツ類

抗酸化作用のあるビタミンEが豊富で、がんの一因とされる活性酸素を除去。

その他のおすすめ食材

精力減退	▶ごぼう、カキ、シシャモ
薄毛	▶ピーマン、小豆、肉類、レバー

[著者紹介]
医学博士／イシハラクリニック院長
石原結實（いしはら・ゆうみ）
1948年、長崎市生まれ。長崎大学医学部卒業後血液内科専攻。同大大学院医学研究科博士課程修了。難病治療の食餌療法で世界的に知られたスイスのベンナー病院や、長寿地域で知られるコーカサス地方（ジョージア共和国）などで自然療法を研究。ジョージア科学アカデミー長寿医学会名誉会員。現在、イシハラクリニック院長として、漢方薬と食餌療法による独自の治療法を実践するかたわら、テレビ、ラジオ、雑誌、書籍などで石原式健康法を提唱。『医者いらずの「生姜」事典』(PHP文庫)、『「体を温める」と病気は必ず治る』（三笠書房)、『図解「毒」出し「水」出しで病気知らずの体になる！』（日本文芸社）など、著書は300冊を超える。

本文デザイン・装丁／島田利之（sheets-design）
イラスト／イイノスズ
撮影／対馬綾乃
写真協力／株式会社オメガ社
編集協力／株式会社オメガ社

図解
5年後、早死にしたくなければ今すぐ食事を変えなさい!

2016年 5 月25日　第1刷発行
2017年 5 月10日　第3刷発行

著　者　石原結實
発行者　中村　誠
印刷所　図書印刷株式会社
製本所　図書印刷株式会社
発行所　株式会社日本文芸社
〒101-8407　東京都千代田区神田神保町1-7
TEL.03-3294-8931（営業）、03-3294-8920（編集）

ISBN978-4-537-21389-8
112160517-112170425Ⓝ03
編集担当・坂
URL http://www.nihonbungeisha.co.jp/